KB140012

환자의 행복
의사의 사명

환자의 행복 의사의 사명

초판인쇄 2022년 6월 27일
초판발행 2022년 6월 27일

지은이 방산옥 · 필 염
펴낸이 채종준
펴낸곳 한국학술정보(주)
주소 경기도 파주시 회동길 230(문발동)
전화 031-908-3181(대표)
팩스 031-908-3189
홈페이지 http://ebook.kstudy.com
전자우편 출판사업부 publish@kstudy.com
등록 제일산-115호(2000. 6. 19)

ISBN 979-11-6801-505-0 03510

이 책은 한국학술정보(주)와 저작자의 지적 재산으로서 무단 전재와 복제를 금합니다.
책에 대한 더 나은 생각, 끊임없는 고민, 독자를 생각하는 마음으로 보다 좋은 책을 만들어갑니다.

법인출범 70주년 기념 시리즈 도서 5

환자의 행복
의사의 사명

저　자: 방산옥
편　집: 지주환
도편편집: 필　염

방산옥 대표저작

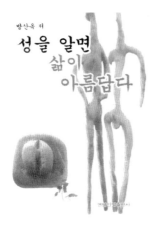

성을 알면 삶이 아름답다

　성이란 사랑과 미움이 함께 사는 세상 살이다. 또한 누구나 아는것 만큼 누릴 수 있는 신비로운 예술이기도 하다. 허나 많은 사람들이 성에 대한 쑥스러움과 무지로 사랑을 잃고 가정을 깨치고 본인의 사업까지도 영향을 미치는 사람들이많다. 성의 대한 지식을 내포한 이 책을 통해 삶의 아름다움을 찾을 수 있다.

출판사 연변인민출판사 / **지은이** 방산옥

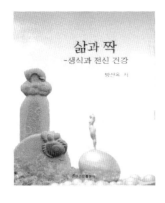

삶과 짝

　삶의 아름다움을 생식(生殖)건강이 있어야 찾을 수 있다. 그러나 생식(生殖)건강을 찾기란 그렇게 용이 한 것은 아니다. 또 혼자서만 찾을 수 있는 일도 아니다. 이 책을 통해 생식건강이 무엇이며 어떻게 찾을 수 있는지 답을 찾을 수 있다.

출판사 연변인민출판사 / **지은이** 방산옥

남성성건강

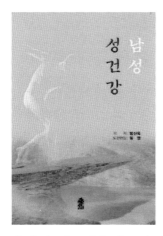

　남성이 성건강을 찾는다면 전신건강에 유리하고 호르몬의 정상적인 분비로 건강, 장수는 물론 매일매일을 행복한 삶을 즐길 수 있어 헤어날 수 없을 만큼 삶의 질이 호전되고…

출판사 한국학술정보 / **지은이** 방산옥

여성성건강

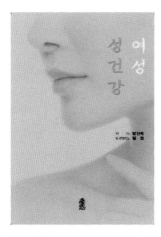

　남녀가 성건강을 찾는다면 전신건강에 유리하고 호르몬의 정상적인 분비로 건강, 장수는 물론 매일매일을 행복한 삶을 즐길 수 있어 헤어날 수 없을 만큼 삶의 질이 호전되고…

출판사 한국학술정보 / **지은이** 방산옥

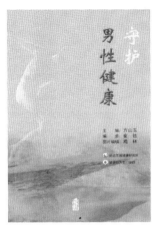

守护男性健康

　　男人都觉得自己是"天"！是"乾"！他们觉得自己能够主宰世界！

　　这种想法虽然有对的一面，但也是不完全正确的。男人没有健康的性，就不会成为成功的男人！为了守护男性健康，这本书会成为男人的好"伴侣"！"好老师"！

출판사 한국학술정보 / 지은이 방산옥

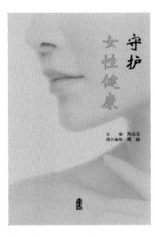

守护女性健康

　　在成年人的世界里，时时刻刻都在性的影响下生活！，女性的性健康，会让女性朋友拥有健康的身心！美丽的容颜！而性功能的活跃，是对正常生育的保障！

　　为了守护女性健康，这本书会成为女性朋友的"健康指南"！

출판사 한국학술정보 / 지은이 방산옥

란초와 나비

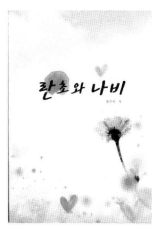

하루 24시간 모두가 성을 이탈할 수
없습니다. 서로 도와주고 낳아주는 상생
관계와 서로 물리치고 서로 미워하고 서
로 멀리 극하는 5행의 관계를 성과 짝짓
기에 잘 활용하여 모든 남녀들의 성건강
에 도움을 줄 수 있을까 하여...

지은이 방산옥

바람도 빼똘빼똘

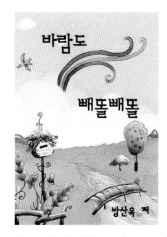

2012년2월20일부터 시작한 문학학
습의 첫 처녀작-《바람도 빼똘빼똘》이란
아동시집으로 기이한 동화, 신선한 이미
지들을 멋진 유모어 재치있는 위트들로
엮어쓴 아동시집이다.

출판사 한국학술정보 / 지은이 방산옥

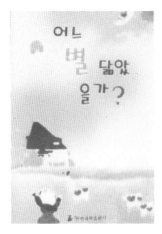

어느별 닮았을까?

    시대의 흐름에 맞추어 시 창작의 다양화를 주장하며 이 동시를 창작하였다.

    소학교 1학년부터 3학년을 대상으로 회화적 동시로써 아이들의 흥취에 맞게 그림으로 동시를 말하였으며 새로운 병치은유동시창작 방법으로 동시의 새로운 기을 개척하였다.

출판사 연변대학출판사 / **지은이** 방산옥

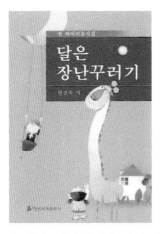

달은 장난꾸러기

    의학자 및 연구자로서 그동안의 임상경험을 통해 습득한 의학과 주역을 문학에 접목한 동시로서 아이들의 호기심, 탐구범위 및 심리가 강한 아이들의 고귀한 특징을 표현하며 우주와 가까워지고 친근해진 시를 책으로 엮어내였다.

출판사 연변대학출판사 / **지은이** 방산옥

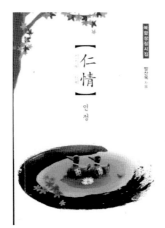

인정

생식건강과 시문학의 접목으로 음과 양이 교접으로 성을 아름답고 신성하며 위대하기까지 하다는 것을 표현함으로서 문학가와 시인보다 앞장서서 남먼저 생식 건강지식을 복합상징으로 펼쳐 보이는데 성공한 시를 쓰려 노력했다.

출판사 한국학술정보 / **지은이** 방산옥

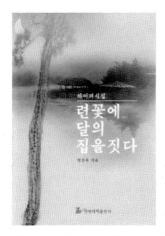

련꽃에 달의 집을 짓다

주역과 의학을 생활과 결합시켜 시의 영역과 제휴가 이루어지는 새로운 시적재재의 새로운 독파를 가져오기 위하여 노력한 시이다. 주역을 중심으로 썼지만 제목등 이미지가 여러가지 표현으로 되어 딱딱하지 않고 엉뚱하고 새로운 느낌을 주기에 손색없는 시를 쓰려 노력했다.

출판사 연변대학출판사 / **지은이** 방산옥

중국어 저작

《中华妇女儿童临床医学研究》
《中华实用临床医学防治研究》
《健康你我她》

2003~2008 한국민족문화연구원과 문화교류활동

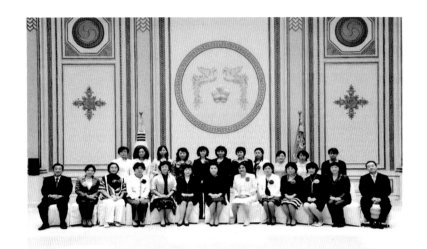

2008.09.23~26 대환민국 건국 60주년 세계한민족여성네
트워크대회
여성장관 변도윤의 초청으로 청화대 방문
2009년 해외한인경제연구소 상반기 국제학술컨퍼런스
한국경제와 세계한인경제 문화네트워크
2005.08.08~2015년 연변조선족 여성발전촉진협회 부회장
과학연구 위원회 주임(과학자 관리)의 신분으로 10년간 광
주 전남여성 과학기술인 지원센터장(박행순)과 중한여성과
학기술인 학술세미나를 매년 1차씩 조직
순천대 센터장 신은주 (교수)
조선대 센터장 정현숙 (교수)
목포대 센터장 조혜정 (교수)

2015년 중국 조선족 과학인 협회의 상무이사인 방산옥의 제의로 여성과학인센터를 새로 건립.

한국과학연구위원회와 광주 전남여성 과학기술인 지원센터는 중국조선족과학인 센터와 우호관계를 건립하고 새로운 단계높은 국가급 센터로 성장하고 활동.

2008.11.16 미국 LG여성협회 회장 : 이소라, 기자 : 이혜린 중국측 여성과학연구위원회 주임과의 회견 룡가미원에서 환영행사 진행

2009년 해외 한인경제연구소 상반기 국제 학술컨퍼런스

4.27 한국경제와 세계한인경제, 문화네트워크

사단법인 연변조선족 여성 발전촉진협회 2005.08.08

과학연구위원회 주임 방산옥(과학자 신분으로 참가)

가정연구전업위원회 연구원

연변모델구락부주비 위원회

세계 한민족 여성 네트워크 2008.09.23~26

쉐라톤그랜드워커힐 호텔

주체 : 여성부, 매일경제

협조 : 외교통상부, 재외 동포재단

후원 : 웅진코웨이 송양생명㈜ 국순당

연변애심어머니협회 연변후원회의 설립

18년 9월 12~14 2018 건강문화대회 및 중의약민족의학과학보급 성립 대회

중국민족의학학회 보급분회집행회장

민족의학문화를 알리고 민족의학기술을 전파하고 민족의학 교류 강화, 민족의학합작 촉진

머리말

거시로부터 미시. 인류로부터 자연 푸른 지구로부터 멀고 먼 우주에 이르기까지 모두가 생존의 기본법칙 - 평형을 그 근본으로 여기게 된다. 사람의 법은 천지이고 의법은 천도이며 도법은 자연입니다 이 규율을 위반하면 고통스럽고 사회가 절망을 느끼고 곧 쇠태하게 됩니다. 이 규율을 따르면 사회는 유쾌하고 곧 만사가 다 잘 통하고 사회는 곧 건강하게 됩니다. 사람은 미관적 자연계 중의 아주 작고 작은 분자에 속합니다. 지구상의 아주 작은 모든 아주 쉽게 부스러질 수 있는 약한 생명체입니다. 지구위에 떳떳한 인간으로 굳게 서 있으려면 신체에 강력한 기혈평형을 지니고 있어야 하며 이것이 곧 건강입니다. 평형규율을 위반하면 고통스럽고 병에 시달리게 되며 자신감을 잃고 쇠태의 길을 나가게 됩니다. 작은 인체이긴 하지만 모두가 5장 6부에 5행을 갖고 있습니다. 즉 금, 목, 수, 화, 토 5행속에는 모두가 음양을 지닌 작은 우주이기도 합니다. 이들의 평형이 있어 인간은 120세의 수명을 갖게 됩니다. 인체의 매개세포, 매개 장기들은 모두 이런 기혈평형속에서 살아 숨쉬게 됩니다.

의사는 무엇을 합니까? 인체의 5장을 구하고 인체의 기혈평형의 보호자입니다. 기와 혈이 잘 통하여야만이 인체는 평형을 이룹니다. 나의 의사생에 54년은 바로 이를 위하여 연구, 실천하며 환자의 행복, 장수를 위해 분투한 일생입니다. 이 책에서 만나게 되는 모든 환자들은 기혈평형을 잃었으나 나의 의술에 의해 다시 기혈평형을 찾고 행복해진 사람들이고 이것이 바로 나의 54년 의사 생애이기도 합니다.

2022년 4월 청명(5일) 방산옥

편집자의 말

　중국어와 조선어(연변말)을 한국에서 쓰는 말로 번역했다. 최대한 저자의 원문을 살리면서 문장을 매끄럽게 만들려 노력했다. 하지만 짧은 시간에 작업을 하다 보니 매끄럽지 못한 부분이 더러 있고 대체하기 어려운 단어들이 있다. 이 점은 독자들이 양해해 주셨으면 한다.

　내가 본 저자 방산옥박사는 누구도 제대로 연구하지 못한 길을 혼자 걸었고 동 서양 의학을 융합하여 독보적인 치료법을 만들어 냈다. 나는 한국의 여러 대학병원과 한의원을 돌아다니다 치료가 안되어 마지막 희망을 가지고 연변으로 온 여러 환자들을 보았다. 그들의 치료과정을 지켜보며 저자의 치료법이 정말로 난치병이라고 여겨진 병들을 근치 할 수 있는 것을 확인했다. 이런 치료법을 한국에도 전파해 고통받고 있는 많은 환자들을 구원하고 싶었다. 그렇기에 나는 아무 대가 없이 번역과 편집작업을 도왔다. 그 이유 하나는 저자에 대한 개인적 존경이고 다른 하나는 이런 치료법이 한국에도 알려져 많은 사람들을 살리는 것이었다. 많은 한의사들이 자신만의 약제조법을 비밀로 부치고 무슨 재료가 들어갔는지 모를 약들을 판다. 하지만 저자는 자신이 50년넘는 평생을 연구해오고 특허를 낸 처방들을 거짓 없이 공개하였다. 이 값진 지식을 대중에게 공개한 저자에게 존경과 감사를 표한다.

한국의 여러 병원에서는 "아무 이상 없고 정상이다"라고 하지만 여러 증상으로 힘들어하는 사람들이 많다. 이 사람들에게 이 책을 통해 "당신과 같은 증상, 혹은 더 심한 증상의 환자가 있었고 이런 방식으로 치료를 할 수 있다"라는 것을 말해주고 싶다. 원인모를 병으로 고통받고 있는 사람들에게 작은 희망이 되길 바란다.

처방을 공개하였지만 환자 개개인의 특성과 상태가 달라 독자 개인이 '정확한' 진단과 처방을 하기엔 어려울 수 있다. 또한 이 책은 의학지식이 없는 일반독자들을 위해 쓰여졌기에 전문적인 내용을 많이 담을 수 없었다. 그래서 이 책을 통해 방산옥이라는 의사의 치료가 세상에 알려져 많은 의사들이 배우고자 찾아왔으면 한다. 더 많은 사람들이 치료법을 배워 더 많은 사람들에게 희망을 선물하길 바란다.

많은 환자들이 고통에서 벗어나 행복한 삶을 살길 바라며…

목 차

방산옥 성전문가에 대한 언론의 평론

환자의 행복 의사의 사명

□ 남자편

□ 여자편

방산옥 성 전문가에 대한 언론의 평론

남성의 성건강을 수호한다(守护男性健康)"는 저서 권두언

방산옥은 중국 조선족 여의사이다. 1969년부터 의료업무에 참여하며 이미 53여년이 된다.

즉, 반세기가 넘도록 줄곧 생식(生殖)연구와 생식(生殖)연구 의료 실천을 통하여 풍부한 임상경험을 쌓아왔다. 이러한 임상경험과 의학적지식을 결합하여 남녀 생식기에 대한 계통적 이론을 귀납하여 전문성이 강한 "성을 알면 삶이 아름답다", "삶과 짝" 저서를 발표하였다. 그 후 이 두 책을 기초로 "남성의 성건강을 수호한다(守护男性健康)"는 저서를 펼쳐냈다. 작가가 가져온 "두툼한 남성의 성건강을 수호한다(守护男性健康)" 책의 복사본을 받은 나는 매우 감동을 받았고 이렇게 전문성이 강한 책에 권두언을 작성하기란 너무 힘겨운 일이라고 생각되어 내심 거절하고 싶었다. 그것은 고도의 책임성이 있어야 하기 때문이다. 첫째는 작자에 책임져야 하고 둘째는 자기 자신에 대해 책임져야 하며 셋째는 독자들에게 책임져야 한다. 특히 임상의학 전문책으로서 생명 건강에 책임져야 하기 때문이다. 그리하여 권두언을 쓴다는 것은 나의 능력 제한으로 너무 무리한 책임이라고 생각된다. 그래서 학습하려는 불붙는 듯한 생각과 책임심으로 나는 방산옥 교수가 쓴 "남성 건강을 수호한다(守护男性健康)"을 우선 열독하며 내용을 연구하게 되었다.

첫 감각은 임상경험이 풍부한 사람이 임상진료전문지식을 계통적으로 정리하였다고 생각하였고 반복적으로 읽는 과정에서 읽으면 읽을수록 새로운 이해를 하게 되었다.

"남성건강을 수호한다(守護男性健康)" 책은 5편으로 나누었고 장과 절로 분류하였다. 전반적인 내용의 중점은 각종 전립선 질병의 진단, 예방, 치료, 건강, 양생으로서 이는 현재 중국 남성과학에서 한 개의 완전한 학과 체계를 이루었고 작자는 남성들에게서만 볼 수 있는 질병들에 대하여 강한 전문지식으로 임상분석, 토론, 연구를 하였다. 또한 독특한 해결방법과 처치를 제기하며 이로부터 작자는 비록 여성이지만 남성들이 보아내지 못한 남성질환의 대한 진단, 양생, 영역에서 아주 독특한 고안을 갖고 있음을 쉽게 찾아볼 수 있었다. 그러므로 이 책의 출판은 전공입문자의 교과서이며 다년간 전공에 참여한 의사들의 학습 교과서이기도 하다. 또한 임상의사들의 참고서적으로 널리 보급되는 진료 기술서가 되었으며 남성과 영역에 있어 진료기술 및 예술이 되었다. 특히 이 책의 출판은 전공의사들의 입문저작일 뿐만 아니라 다년간 종사하였던 전공의사들에게도 매우 훌륭한 참고교재로서의 역할을 한다. 지금까지 남성과 영역의 전문저작들은 많았으나 이 책과 같은 그 내용이 비 전업의사와 광범한 군중이 쉽게 내용을 이해할 수 있는 과학 보급 독서책은 없었다. 이 때문에 이 책은 우리 시대와 사회의 수요에 아주 필요한 적시적인 과학 보급책이라고 말할 수 있다.

이 책의 문필을 보면 작자는 문학 창작을 즐기는 의학 전문가이며 양호한 문화, 문학소질이 있고 저작 중 많은 부분에서 아름다운 아이디어 표현을 볼 수 있다. 이점은 독자들에 대하여 매우 친밀한 응집력과 감염력을 주게 된다. 나는 진심으로 이 책의 출판 발행이 광대한 독자들에 환영을 받을 것이며 장래에 더 많고 더 새롭고 더 좋은 저작을 세상에 발표하리라 믿는다. 동시에 우리는 이시대에 응히 더 많이 태평성대 국각의 의학을 물결을 영접할 것을 바란다.

프로필
완남의학원 졸업
중서의 결합 주임의사
중국 민족 의학학회 수석과학 보급회 집행회장
광서 중의학 대학교수, 국제 암예방 장수연맹 상무 부주임
중약 협회 과학 기술 교류와 협략 전업위원회 고문

중국 연길시 방생진료소 소장 방산옥, 그는 누구인가

그는 또 그 환자들을 방문, 병세를 관찰해 나갔다. 치료효과가 좋은 환자들을 보면서 난치병인 전립선 질병과 골반염증 치료에 대한 희망에 들뜬다. 아울러 전립선 임상과정에서 전립선액의 변화규율을 찾아 내 '남성이 10~20년 젊어질 수 있는 방법'을 모색하기도 했다.

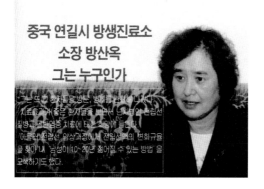

"애미가 잘못했다."

1964년, 한 여름. 중국 연길 변두리의 샛강. 한 곱상한 처녀가 빨래를 하는데, 연신 방망이질이 헛돌았다. 뭔가 절실한 상념에 젖어 있는 듯 했다.

이때, 한 사내가 처녀에게 뛰어와 숨찬 소리를 냅다 질렀다.

"산옥아, 연변의학원에 너가 합격했다이. 우리 마을에도 이전, 대학생이 생겨나게 됐구나야!"

"이장님, 무시기 소리야요? 내, 연변의학원엔 입학원서도 내지 않았습네다."

어처구니 없어하는 그에게 이장은, 그의 연변의학원 합격통지서를 디밀었다.

통지서를 본 그-방산옥은 순간 앞이 캄캄했다.

(아니, 난, 북경대와 청화대에, 분명히 입학지원서를 냈는데, 그렇다면 내가 시험에 떨어졌단 말인가? 그렇다고 해도 입학지원서도 내지 않은 연변의학원 합격 통지서는 무슨 조화 속인가? 이런 통지서는 내겐 아무 소용이 없다. 재수, 삼수를 하더라도 반드시 북경대나 청화대에 내, 입학하고 말겠다!)

그는 이를 악다물며 입학통지서를 찢으려 했다. 그 순간, 입학통지서를 빼앗은 여인이 있었다. 그의 어머니-남청숙이었다.

"안된다이, 절대 찢으면 안된다이. 입학지원서는 내가 고쳤다. 이 애미가 잘못했다." 어머니는 펑펑 울었다.

순간 그는 충격으로 뒷걸음질 치다 그만 강물에 빠져들고 말았다. 강물에 꺼내진 그는 독백했다.

(내 인생은, 왜 출발에서 부터 삐거덕 되는 걸까? 그럴순 없다. 난 반드시, 천문학자가 되고 말거야!)

얼마 후 그의 고모부가 그를 찾아 기어들어가는 소리로 말했다.

"산옥아, 내가 너 입학지원서를 바꿔치기 했다. 너의 어머닌, 아무 죄가 없다이."

아버지는 부산전투에서 전사하다.

방산옥(方山玉), 1946년 연길 태생. 그가 태어난지 두 달 후 아버지-방민관은 중국해방 전쟁에 뛰어든다. 남동생이 장춘전투에서 전사했다는 통보는 형-방민관의, 피를 뜨겁게 했다. 복수를 다짐하며 지원입대했던 것이다.

드디어 중국은 해방된다. 이때 방민관은 해남도에서 딸-산옥에게 줄 선물을 가지고 귀향의 꿈에 설랬다. 그러나 운명은 때때로 너무나 얄궂다.

방민관의 소속부대를 태운 열차는 남으로 달리다 북한 신의주역에 정차했다. 인생이 뒤바뀌는 순간이었다. 방민관의 의지와는 상관없이 곧장 6.25. 한국전쟁에 투입된 것이다.

'방민관이 회령전투에서 부상당했다.'는 풍문이 연길에 돌았다. 이로부터 방민관 일가의 슬프고도 모진 세월은 시작된다.

방산옥이 열 살이 지나면서 '아버지의 생사 확인'에 매달렸다. 이는 그는 물론 그의 조부와 조모의 한(恨)을 풀어주는 출구이기도 했다.

관계기관을 문턱이 닳도록 드나들었다. 허사였다. 이제 11살이 된 그는 북한 평양에 까지가 아버지의 생사를 수소문하고 다녔다.

"방민관은 부산전투에서 전사했다."

주 중국조선대사관의 통보는 비정했다. 그는 한없는 절망의 나락으로 떨어졌다. 그는 지금도 '아버지 죽음에 대한 한(恨)'을 어쩌지 못한다.

"그 세월이 언제입니까? 아버지와 삼촌은 국가(중국)을 위해 전사했는데도, 정작 국가로부터 보상은 커녕 위로의 말 한마디 듣지 못했습니다. 더 허망하고 억울한 것은 아버지와 삼촌은 이제 '잊힌 존재'라는 것입네."

그의 목소리가 심하게 떨려 나왔다.

"산옥의, 애미가 죽게 생겼단 말입네."

어머니가 그의 입학지원서를 고친 것은 '아버지의 죽음'과도

무관치 않다. 청상(靑孀)─그의 어머니는 무남독녀─산옥이가 삶의 전부였다.

그가 북경대와 청화대에 입학지원서를 넣은 것은, 그의 어머니에겐 '맑은 하늘에 날벼락'이었다. 그것은 바로 '산옥과의 오랜 이변', '존재이유의 상실'이었던 것이다.

산옥이만 바라보고 산 세월. 남편 없는 세상은 너무 아득했고 굽이굽이 설움이었다. 어머니는 산옥이 몰래 연길시제2중 (6년제)을 찾아가 딸의 대학입학지원서를 고쳐달라고 애소(哀訴)했다. 그러나 '본인의 동의 없는 지원서 변경은 불가'라는 원칙적인 답변만 돌아왔다. 그럼에도 어머니는 포기하지 않았다. 두, 세번을 더 간청했지만 답변은 '불가'였다. 드디어 성 (省)에 입학지원서 일괄제출일이 그 다음날로 다가왔다. 어머니는 이제 반쯤 넋이 나갔다. 마지막 카드를 꺼냈다. 고모부에게 달려가 '지원서 변경'을 도와달라고 매달렸다. 고모부는, 어머니의 간청을 도무지 외면할 수 없었다. 그래서 연길시제2중으로 곧장 달려갔다. 고모부는 학교측에 단호하게 말했다.

"모든 책임은 내가 지겠단 말이요. 산옥의 입학지원서를 변경하게 해주오. 이기 안되면, 산옥의 애미가 죽게 생겼단 말입네."

한 시간 여의 통사정 끝에 결국 산옥의 입학지원서는 연변의학원으로 변경되고 만다.

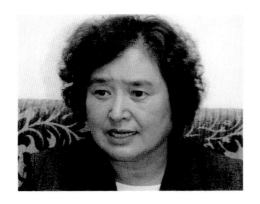

천문학자를 꿈꾸다.

방산옥. 흥안소학교에 다닐 때 이미 공부는 물론 노래 잘하고 춤 잘 추는 학생이었다. 집에서는 조부모, 어머니 등 3대 사랑을 도차지했다. 연길시제2중에 입학하면서 '중국에서 두각을 나타내려면 한어가 필수'라는 생각을 한다. 연길시제2중은 조선족학교. 조선어 강의를 들었다. 한어반에도 출석해 한어 강의를 빠지지 않고 들었다. 여기다 러시아어까지 공부한다.

그는 학교 선전부원이 된다. 이때 그는 잡지 '갈매기'를 등사판으로 발간한다. 이는 학교에서도 미처 생각지 못한 '발상의 전환'이었다.

"잡지 제호 '갈매기'는 저가 지었습니다. '앞으로, 나는 바다 위를 힘껏 날아야겠다'는 생각에서 말입네다."

'갈매기'의 삽화는 동기도창생 필충극이 맡았다. '갈매기'는 연 4회 발간됐다. 이외 그의 단상(斷想)은 학교게시판에 일쑤 붙어있었다. 그는 이때, 누구도 거들떠 보지 않은, 천문학자를 꿈꾼다. 졸업 무렵 북경대나 청화대를 택한 것은 '명문대'이기도 했지만 그 보다 천문학과가 개설돼 있었던 탓이 더 컸다.

"첫 번에 합격이 안되면 재수, 삼수도 하리라 결심했지요."

궤도가 바뀐 인생

지난 5월 중순, 서울 종로구. 어느 카페에서 만난 방산옥은 '만년 처녀'의 모양새를 하고 있었다. 가무잡잡한, 굵은 선의 얼굴이었다. 연변사투리를 심하게 썼다. 몇몇단어는 외국어여서 그때마다 동행한 박민자의 통역이 필요했다. 그는 '어머니로 인해, 궤도가 바뀐 자신의 인행'을 얘기하는 대목에선 굵은 눈물을 쏟았다. "연변의학원 입학통지서로 인해 우리 마을은 온톤 잔치분위기 였습네다. 어머니는 마을사람들의 축하인사를 받기에 바빴더랬지요."

그가 연변의학원에 대해 심드렁해 하지 어머니는 마을 사람들 앞에서 난리를 쳤다.

"너가 연변의학원에 안가면 내가 이 자시레서 콱, 죽고 말겠다."

그런 어머니를 보면서 그는 되레 어머니에게 '연민(憐憫)의 정'을 어쩌다 못했다. (그동안 어머니가 얼마나 외로웠으면, 정에 굶주렸으면. 저럴까!)

그는 가슴에 쟁여뒀던 '서늘한 세월'을 떠올리며, 눈물을 뿌렸다. 그러면서 '연변의학원 입학'을 결심한다.

"팔자는 어쩔 수 없는 것 아닙네까? 그렇다면 훌륭한 의사가 되보자고 다짐했더랬습니다."

"'발기'가 무슨 말입네까?"

의학공부는 생각보다 만만치 않았다. 기초해부학 시간. 그는 난데없이 딜레마에 봉착한다. 담당교수의 '발기 장애'라는 단어가 생소했다. 서슴없이 물었다.

"교수님, 발기가 무슨 말입네까?"

"…, 다음 해부시간에 알려주겠다."

해부시간이 되자 그는 기어코 '발기'에 대해 다시 물었다. 그때도 담당교수는 어물쩍 넘어갔다.

"수업이 끝난 후 개인적으로 가르쳐주겠다."

이때 동급생이 그의 옆구리를 꾹 찌르며 귀엣말을 했다.

"나중에 내가 알려주지. 그만 물어."

"얘, 그런데, 내가 질문하면 왜, 답을 아니해주는 거지?"

"됐어 야. 너가 시집 가면 다 알게 돼있어."

동급생도 실실 웃기만 할뿐 시원한 답을 주지 않았다. 또 다른 강의시간. 담당교수가 강의했다.

"생활을 과도하게 하면 남자는 신기가 소모된다."

그는 그때도 눈치없이 물었다. "교수님, 생활이 뭡네까?"

"그건 남녀가 생활하는 걸 말한다."

"그러면 왜서, 생활을 하면 신기가 소모된다고 합네까?"

"정액의 소모가 많아 단백질이 빠지면 인체가 쇠하게 되는 게지."

"응당 빠져 나가야 할 걸, 왜 억제시켜야 합네까? 샘물도 흘러야 깨끗해지는거 아닙네까?"

교수는, 그때는 벌꼭 화까지 냈다. "산옥 학생 혼자만의 수업시간이 아니야. 이후에 변론하디."

그런 일이 반복되면서 그는 차라리 오기까지 일었다.

"왜, 명색이 의사가 되겠다는 학생들에게 좀더 노골적으로 교수님들의 강의를 하지 못하는 가 싶었디오."

외과과목 시간이었다. 담당교수가 말했다. "전립선 질명은 세계적 난치병이다. 그러니 이걸 괜시리 손댔다간 위신만 깎인다."

이때도 그는 교수의말에 수긍할 수 없었다. 난치병 일수록 '앞으로 의사가 될 너희들이 공부해 완치할 수 있도록 하라'고 해야 참교육이 아닌가고 생각했던 것이다. 그러면서 문득 그는 전립선 질병 연구에 신명을 쏟겠다고 작심한다.

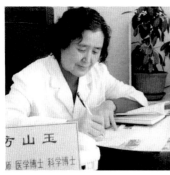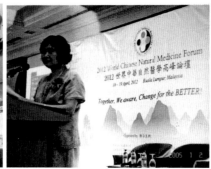

사비(私費)로 전립선 환자 치료

1970년. 그는 연변의학원을 졸업, 의사가 된다. 당초 배치된 근무지는 안도현립병원이었다. 그러나 면장이 관계기관에 청원, 그는 고향인 연길시흥안향병원에 배치되고 만다. 그는 누구나 기피하는 농촌근무지로 배치됐지만 그 다지 낙심하지 않았다. 되레 농촌근무기간을 '임상실험의 호기(好期)'로 여겼다.

이해 그는 잡지 '갈매기'에 삽화를 그렸던, 필충극과 결혼한다. 결혼일은 공교롭게도 중국명절이자 공휴일이었다. 어머니는 '외동딸-산옥이의 결혼식이 왜 이렇게 초라하냐?'며 울먹였다. 신혼 초, 그는 남편과 떨어져 살다 3년 후에야 함께 산다. 타지에 있던 남편이 비로소 연길시로 근무지를 옮겼던 것이다. 그때도 그는 집바리(당직의사)여서 쉴 새가 좀체 없었다.

"당초 작심한대로 전립선 질병 연구에 매달렸습네다. 당시 '전립선'이란 용어조차도 중국내 의료서적에 나와있지도 않더랬지요."

전립선 분야는 중국의료계의 불모지였다. 그는 병원에 살다시피 하며 전립선 연구를 위한 임상실험을 수없이 강행한다.

이 언저리. 상해중의학원에서 발의, 수용된-'농촌에 맨발의사를 보급하라'는 당국의 명령이 연길시흥안향병원에도 하달됐다. 그때 그는 의료교사도 겸직하고 있었다.

"중의원에서 7개월간 기초의료교육을 마친 후 의사 보조원 역할을 하는 이들을 '맨발의사'로 불렀디요. 이들은 가운도 없이 논두렁을 타고 다니며 농민들의 치료한다고 해서 '맨발의사'로 불렸습니다."

'맨발의 사제'는 마침 농촌에서 시행된 '합작의료제'와 함께 효과적으로 운영됐다. 합작의료제는 무료진료가 바탕이었다. 그는 맨발의사 63명을 맡아 수련케 했다.

"제가 수련시킨 맨발의사들 중 5명은 수술까지 할 수 있는 수준이었습니다."

그는 제약서적을 탐독하는 한편 당국에 제약공장 건설을 제의, 허가를 얻어냈다. 그러면서 진통제, 포도당을 제조해 환자

들에게 투여했다. 점차 제약에 자신이 붙자 중약제조에 들어
갔다. 감기와 위장병에 효과가 있는 환약을 제조했다. 이어 부
인과 치료를 위한 주사약도 제조했는데, 그 치료 효과가 뛰어
났다.

그는 이를테면 '현대판 허준'이었다.

이와 함께 전립선 환자치료에 1만여 위안의 사비(私費)를 투
척, 전립선 치료방법에 한걸음씩 다가간다. 임상실천과정에서
환자 5천여 명의 병력을 작성했다. 또한 맨발의사들에게 일일
이, 환자의 케이스별 치료방법을 알려줬다. 그는 또 그 환자
들을 방문, 병세를 관찰해 나갔다. 치료효과가 좋은 환자들을
보면서 난치병인 전립선 질병과 골반염증 치료에 대한 희망에
들뜬다. 아울러 전립선 임상과정에서 전립선액의 변화규율을
찾아 내 '남성이 10~20년 젊어질 수 있는 방법'을 모색하기도
했다.

신기루가 된 연구 성과

1979년. 연길시 위생국의 요청으로 그는 연길시부유보건소
로 옮기게 된다. 그는 그곳에 중국 최초의, 남성과 자문부를
개설한다.

"남성자문부에는 퇴직 외과 의사를 초빙, 남성의학에 대한
수준을 높이려 했지만 여의치 못했습니다."

이후 2년간 그는 도시인의 건강보편검사소조에 편입돼 일했
다. 그러면서 도시와 농촌에 발생하는 질병의 차이에 대해서
도 연구한다.

"농민보다 약을 많이 쓰는 도시인의 치료는 어떻게 하나? 도

시인이 잘 걸리는 병은 무엇인가? 등에 대한 연구를 했습네다."

그러나 연길시부유보건소에서의 근무로 그의 연구는 지체된다. 농촌에서 근무할 때는 각종 주사약을 쓸 수 있었다. 그러나 연길시에선 여의치 못했다.

"예를 들면 전립선 질병 치료에 주사요법을 응용했을 대, 환장가 아픔을 호소하면 간호원들이 강하게 항의를 해와 중도에 그만 둬야 했더랬지요."

"병원을 그만두오."

기회는 언제나 닥친다. 1986년, 중국에도 처음으로 남성과가 등장했다. 항주와 상해의 병원에서 남성과가 개설됐던 것이다.

"제가 이미 10여 년 전부터 연구했던 남성과 연구를 진척시킬 기회가 온 겁니다." 그는 기대에 차 상해에서 열린 남성과 학습반에 참가한다. 그럼에도 막상 연길시부유보건소에서는 남성과 연구를 탐탁하게 여기지 않았다. 속이 타들어 갔다. 한번은 남편에게 억하심정을 토로했다. 그의 그동안의 연구 성과는 점차 신기루가 돼갔다. 그 와중에도 환자들은 밤중에 그의 집까지 드나들며 치료를 호소, 그에 대한 신뢰를 보여줬다. 그의 이 같은 행태를 눈여겨 본 남편이 그에게 드디어 결단을 촉구하고 나섰다.

"여보, 아예 병원을 그만두고스리, 하고 싶은 연구를 맘껏 해보지 그래요?"

남편의 권고에도 그는 머뭇댔다. '철밥통'인 자리와 경력을 하루아침에 던져버린다는 게 기실 쉽지 않았다. 여기다 보건소에서도 그의 퇴직을 달가워하지 않았다. 그러면서 하루하루가 흘렀다.

1989년 1월, 남편은 그에게 결연히 말했다.

"당신, 맨날 쓸데없는 일에만 매달려 시간을 죽일 셈이요? 연구도 제대로 못하면서 병원에 붙어 있는게 무슨 의미가 있겠소. 단신 나이, 마흔 다섯도 이젠 적지 않소. 모든 일에 다 때가 있는 거요. 내가 다 알아서 할 테니 당신은 그저 내가 하는 대로 따라 오기요."

남편은 그녀의 이직신청서를 보건소에 냈지만 무반응이었다.

"그때 보건소에서, 저를 북경으로 학습출장까지 보내줬습니다. 그 학습에서 새 프로젝트를 찾아내, 이를 보건소에 제출하기도 했습네다."

보건소는 그의 프로젝트에 적극적 반응을 보였다. 다시 학습출장을 다녀와 보건소에 새 진료과목을 개설해 달라는 독려까지 했다.

남편의 최후통첩

그는 이에 응하기로 했다. 학습출장에 필요한 서류를 집안의 테이블 위에 올려뒀다. 남편이 그 서류를 보고 학습출장을 위한 준비를 해주겠거니 내심 기대했다. 그 동안, 그의 출장 때마다 남편은 기차표 등을 챙겨줬던 것이다. 그러나 그의 기대로 기대로 끝났다. 남편은 서류를 거들떠보지도 않은 채 다음날 아침 일찍, 보건소에 전화를 거는 게 아닌다.

"아내가 오늘 출장을 가지 못하게 됐습니다. 우리애가 심하게 아픕니다. 닷새 동안 말미를 주십시오."

남편의 그 같은 행동에 그는 다소 불안했다. 하지만 남편을 믿기에 별다른 변수는 생각하지 않았다. 그 닷새 후 남편은 다시 보건소에 전화를 했다.

"아내가 지난해 국정휴가일에도 쉬지 못했습니다. 이번에는 일찌감치 휴가를 주십시오. 20일 휴가를 신청합니다."

비로소 보건소도 일이 심상치 않음을 간파, 직원을 그에게 보냈다. 이 같은 사태를 예견한 남편은 집대문을 잠그고 그의 출입을 막았다. 남편은 드디어 보건소에 최후통첩을 했다.

"보건소에서, 연구를 계속하겠다는 아내의 요구를 외면하고 있지 않습네까? 그래서 이제 제가 아내의 연구여건을 만들어 주려 합네다. 그러니 아내의 이직 신청을 허가해 주시기 바랍니다."

남편의 태도는 강경했다. 남편은 그 새 그가 개업할 병원자리까지 물색, 10만 8천 위안의 대출금까지 신청한 것은 물론 개인병원 영업허가증까지 얻어두고 있었다. 그는 그때의 기분을 엊그제 일처럼 되뇌었다.

"이미 강을 건너고 만겁네다. 병원에 되돌아가고 싶어도 못하게 된 거이지요. 20년 넘게 근무했는데, 하루아침에 쫓겨난 것 같은 기분이 들더란 말입네다. 허무하고 억울하다는 생각도 들었지만 남편을 믿을 수 밖에 도리가 없었습니다."

개인병원을 열다.

1989년 9월 5일. 그는 남성과와 부인과를 둔 개인병원 – '연길시불임불육전문진료소'를 개소한다. 중국 최초의 시도였다. 그러나 이후 개인병원이 우후죽순(雨後竹筍)처럼 생겨나면서 '개인병원에 대한, 부정적 편견'도 없지 않았다. 그 해가 다가기전, 정부에서 그에게 다시 '공직의 사로 복귀하라'는 지시가 떨어졌다. 그러나 그럴 수는 없었다. 한동안 이로 인해 애를 먹었다. 여기다 개업 초기 그의 병원도 두 번이나 내사를 받았다. 첫 번째 내사에서는 '개인병원을 해체하라'는 명령이 떨어졌다. 이는 그의 '돌발사직의 후유증'이 적지 않게 작용했던 것 같다. 그러나 이번에도 용케 버텼다. 두 번째 내사에서, 성(省) 니새단은 그녀의 병원을 둘러본 후 그에게 물었다.

"전립선 병은 불치병인데 방선생은 무슨 치료방법을 구사합니까?"

"주로 중약으로 치료합니다."

"여의사가 어떻게 남성과를 개설할 생각을 했습니까?"

"의사가 남성, 여성 가릴게 있습니까?"

내사단은 그의 의료이력을 뒤늦게 알고는 드디어 그에게 긍정적 시선을 보냈다. 내사단은 평가했다. '방선생의 개인병원은 국가적 의료연구를 목적으로 개소된 것이다. 그 취지를 높이 산다.'

이후 그는 남성과, 부인과 치료에 더욱 전념할 수 있었다. 그가 지금 운영하고 있는 연길시 '방생지료소'는 1백 평방 남짓 규모다. 간호원 4명, 연구원 등 7명을 두고 있다. 그는 개인병원을 운영하면서도 무료진료에는 진료소를 닫고서라도 참여하는 극성을 보이고 있다.

황량한 벌판으로의 들놀이

그의 하루는 연구로 시작돼 연구로 마감된다. 개인병원이 궤도에 진입했을 무렵, 한번은 남편이 느닷없이 그에게 말했다.

"여보, 2만 위안만 있으면 이젠 난, 그림만 그리며 살 수 있을 것 같소."

지금의 성과가 '남편의 외조'에 의한 것이라는, 감사하는 마음과 '빚진 감정'이 있던 그는 '남편의 청'을 두말없이 수용했다.

"그리 하시오."

남편은 즉시 '연길시 도시건설기획사무실 주임' 자리를 벗어던졌다. 그는 그때도 남편의 세세한 계획을 알지 못했다. 그림만 그리겠다던 남편은 설계도면만 그려댔고 시골의 기와집이나 초가를 사진에 담기만 했다. 그럼에도 그는 남편에게 아무런 참견을 하지 않았다. 그 얼마 후 남편은 그에게 또 요청했다.

"여보, 사생하러 다니자면 아무래도 차가 필요하오."

그는 두말없이 저금통장을 내줬다.

"병원운영이나 의학연구에 지장이 없는 한, 제가 돈을 움켜지고 있으면 뭐합네까?"

남편은 20여만 위안짜리 일체차를 구입, 매일 차를 몰고 어디론가 싸돌아 다녔다. 그는 내심 남편의 거동이 궁금했지만 전혀 내색하지 않았다. 그러던 6월 어느 날. 남편이 그에게 불쑥 제의했다. "여보, 오랜만에 우리 들놀이나 다녀옵시다."

그에겐 '들놀이'란 단어가 생경했다. '휴식 개념' 없는 삶을 산 탓이었다. 그는 내친김에 그의 친구 부부 식구까지 불러 들여 남편을 따라나섰다. 모처럼 들놀이에 그는 잔뜩 기분이 들떠 있었다. 그런데, 남편을 따라 이른 곳은 풀 한포기 뵈지 않는, 황량한 벌판이었다.

"아니, 이런 곳에서 무슨 들놀이 입네까? 친구 식구들까지 온 마당에."

남편은 씨~익 웃기만 했다.

조선족 생태공원 - '연변용가미원'

그로부터 5년이 흘렀다. 남편은 연길시의 몇몇 유지, 그리고 그와 함께 그 '황량한 벌판'으로 갔다. 벌판은 12ha 규모. 남편은 그 곳을 '연변용가미원'이라 했다. 동북아 황금삼각주 - 연변의 도문 연길 분계선인 장안진 용가촌에 자리하고 있었다. 남으로 두만강이, 북으로는 봄이면 진달래 꽃이 만발한 영흥산이 마주한다.

"여보, 그 동안 내 행동이 궁금했을 거요. 이 곳은 앞으로 중국조선족 문화의 보고(寶庫)가 될 거요."

남편이 구상하는 것은 바로 중국조선족의 생태공원이었다.

"중국조선족은 중국 창설에 피땀 흘려 참여하지 아이 했겠소. 그러면서도 조선족의 문화를 오롯이 보존해 오지 않았소? 이곳에 사라져가는 중국조선족의 문화터전을 만들려 하는 것요."

'연변용가미원'은 조선족 문화와 자연의 조화가 테마다. 중국조선족의 특유문화와 예술의 향기가 서려있다. 한마디로 '자연생태문화의 쉼터'다. 천영바위로 조각된 용의 등에는 이주 1백여 년간, 어렵사리 지켜온 한글자모가 새겨져 있다. 그 옆의 50톤이 넘는 바위는 민족의 존엄성을 상징한다. 조형화된 3개의 거대한 판석은 백두산의 기백을 보여주고 있다. 이외 희귀식물, 천연석재 조각상이 서있다. 저명한 조선족 화가 한낙연,

조선족 음악가 정율성, 문인 김학철 등의 동상 및 명언을 새긴 비도 있다. '연변용가미원'이 탄생은 저절로 된 것이 아니다. 그 동안, 그는 병원 수입의 대부분을 이곳에 쏟아 부었다. 그 곳엔 민족미술관, 문화공간도 마련돼 있다. 이제 그 곳은 이미 길림성 관광단지로 지정까지 됐다.

꿈은 기적을 낳는다.

남편은 다시 갤러리를 탐냈다. 그는 이때도 흔쾌히 도왔다. 병원건물의 일부를 내줘 갤러리로 꾸며줬다. 남편은 갤러리에서 중국조선족 화가들의 작품전시회를 열었다. 그러나 이내 그는 기존 갤러리가 비좁다고 판단, 갤러리를 2층으로 확대해 줬다. 드디어는 병원건물을 통째로 갤러리로 만들어 버렸다. 그의 병원은 물론 옮겨야만 했다.

꿈은 기적을 낳는다. 미래를 만든다.

그는 1993년 부터 지금까지 국제적 논문 8편, 국가급 논문 10여편, 의학 잡지 등에 100여편의 글을 발표했다. 대표논무은 '전립선과 성기능 장애와의 관계', '전립선암 조기진단 1예 보도', '전립선염과 혈맥치료법' 등이다.

2001년 9월엔 논문 '불임불육이 조선족 인구감소에 주는 영향'을 발표했다. 2004년 3월 '성을 알면 삶이 아름답다'라는 책도 출간했다. 같은 해 세계자연의학조직 등으로 부터 '인류의학대사상', '세계명의상', '유엔세계평화공헌상' 등을 받는다.

그는 다른 사람들이 비켜 간 의학계의 난제인 '전립선'을 공략했다. 이로 인해 그는 국제회의에 참석할 때 마다 뉴스메이커가 됐다. 주위에서 물었다.

"도대체 당신은 어느나라 사람이오?"

"난, 중국 조선족 입니다."

그는 앞으로 전립선 관련 책을 더 출간하려 한다. 그는 슬하에 딸과 아들을 뒀다. 천진대와 북경금융대를 졸업한 딸은 다시 한국의 경희대에서 1년 2개월간 컴퓨터를 전공하기도 했다. 아들은 천진대를 졸업했다. 그는 인터뷰를 마치고 일어서면서도 기어코 의사티를 냈다.

"성은 금기가 아닙네다. 성은 아름답습네다."

글/ 서병욱 작가, 편집장
사진 / 최유정 기자.

방산옥, 그녀가 궁금하다

생식건강의 외길을 고집하다

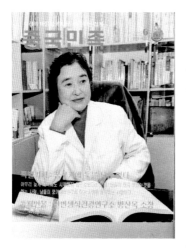

연변생식건강연구소 소장, 연길시방생문진부 원장, 중국조선족과학자협회 상무리사, 연변과학자협회 상무리사, 전국명의리사회 상무리사, 중국로년보건전업위원회 상어 상 무리사, 중국보건의료협회 상무리사, 유엔자연기금회 부주석…

의학의 길에서 방산옥이 걸어온 발자국을 되돌아보면 그가 결코 평범한 사람이 아니라는것을 알게 된다. 1969년에 연변의학원을 졸업한 방산옥은 장장 46 년간 의학에서 줄곧 봉폐되여 왔던 생식건강이라는 외길을 고집하며 수많은 애로를 박차고 줄기차게 걸어왔고 그 와중에 생식건강의 선두 주자로 되었고 세인이 주목하는 혁혁한 성과들을 쌓아올렸다.

방산옥이 생식건강과 인연을 맺게 된것은 대학을 다닐 때부터였다. 어느 한번 비뇨과 교수가 전립선 질병을 강의할 때 "이 병은 과학상에서 치료할수 없으므로 졸업후에 전립선 을 연구하지 말라"고 하였다. 승벽심이 강한 방산옥은 그때 마음속으로 "내가 졸업하면 꼭 이 난공불락의 요새를 공략하고 성의학의 새 리론을 연구하리라"고 다짐했고 졸업후 지도 교수도 없이 성의학연구에 심혈을 부어왔다.

방산옥은 한동안 농촌위생소에서 근무하였는데 그때 5천 명 농촌인구의 건강서류를 만들었다. 그때 그는 처음으로 전립선 위치를 직장수지검사로 찾는데 성공하였다. 이렇게 그는 1969년에 처음으로 전립선검진항목을 남성건강검진에 보충한 력사를 창조하였다. 생식건강검진을 총화하면서 그는 생식질병의 엄중성을 의식하고 거듭되는 연구를 거쳐 마침내 13 종류의 중약주사와 구복완약, 그리고 4종의 서약을 만들어 생식질병의 치료공백을 메우는데 성공하였다.

도시에 전근한후에 또 5천여명의 도시로동자를 대상으로 건강검진서류를 만들고 농촌사람과 도시사람들이 질병에서 보면 그의 부동한 발병규칙, 생식질병규칙을 연구하였고 4만여명 미혼청년남녀를 상대로 성상견병과 성의난병의 발병비률과 그 원인을 총괄하고 치료와 적용하여 전국 혼인전검사모범의 월계관을 안아왔다. 전립선액의 변화연구와 전립선질병에 대한 새로운 리론을 펼쳤고 남성의 건강장수, 성기능장애, 불임불육의 진료에서 세인을 놀래우는 길을 개척했다.

한국의 모 대학의 녀교사는 불임증으로 12 차나 인공수정을 했지만 실패하였다. 그 녀교사는 다른 질병을 치료하는 과정에 신체는 엉망이 되었고 배란치료도 실패하여 더는 인공수정도 할 수 없게 되었다. 후에 그녀는 방산옥의 치료를받은후 건강이 회복되고 자연임신, 자연분만으로 두 애를 낳게 되였다. 그녀의 주위 사람들은 "이는 신이 보내준 선물이지 의학의 치료결과가 아니다" 라며 감탄하였다.

록색료법을 창도하고 이병동치에서 돌파를 가져오다

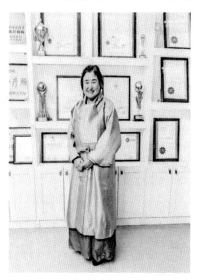

1969년부터 방산옥은 중서의를 결부한 록색치료를 주장하였다. 록색치료는 한마디로 자연으로 원래의 건강을 되찾아 온다는 뜻이다. 초기에는 적지 않은 사람들이 미신적이고 비과학적이고 황당한 리론이며 그를 "먼지의사"라고 비웃었다. 방산옥은 실천으로 오장륙부는 부동한 장기 들이지만 이들은 유기적정체를 이루며 공동히 인체가 생명력을 발휘하도록 하므로 국부치료도 정체를 위하는것이므로 이병동치는 완전히 가능하다는것을 실증하였다. 이런 리론을 실천으로 한 연구약이 바로 록색약들인 "방생주사액"과 "녀 강령밀환", "남강신"이다.

73 세에 나는 허로인은 배뇨가 순조롭지 못하고 간혹 요도가 저리고 빈뇨가 심하여 하루 절반 시간은 변기신세를 져야했다. 1996년 5월 검진에서 전립선비대란 진단을 받았고 초음파검사에서 만성염증으로 확인되였으며 전립선 조직은 이이미 불균형을 보이게 되었고 결석까지 형성되였다. 치료는 줄곧

정지한적이 없었으나 증상은 점점 심하여지기만 하였다. 수차 전립선절제수술을 권고받았지만 혈압이 너무 높아 병원측에서도 강요하지 못하는 형편이었다.

2006 년 1월 환자는 방산옥의 치료를 받고 대량의 염증 치료를 분비물들과 과립세포가 배설되었고 전립선염증과 비뇨생식 기골반합병증이 근치되었으며 전립선비대는 정상크기로 회복되였다. 늘 집만 지키던 그는 로인협회 회장으로 활동하고 있는데 현재 건강지수는 50 세이다.

방산옥은 자연의학의 록색료법을 리용하여 인체의 평형을 찾아 국부질병을 정체적으로, 이병동치함으로 대의학의 수술, 리료, 화학독품을 멀리하고 있다.

67 세에 문학과 "결혼"하다

방산옥의 취미생활을 들라면 문학이라고 말할 수 있다. 그 는 생식건강전문가이고 성박사일뿐 아니라 또한 수필가이며 시인으로서 중국조선족의학계는 물론 중국의학계에도 이러 한 사례는 드물것이

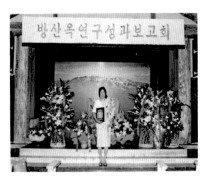

다. 2013 년 방산옥은 의학수필《성을 알면 삶이 아름답다》를 출간하였다. 목적은 사람들에게 성은 고상하고 아름답고 신비로운 예술이라는것을 알리기 위해서였다. 그는 이 책의 서문에서 다음과 같이 쓰고있다. "성(性)이란 사랑과 미움이 함께 사는 세상살이다. 또한 누구나 아는만큼 누릴수 있는 신비로

운 예술이기도 하다.”이 책은 출간되자마자 독자들의 사랑을 받았고 방산옥은 성박사라는 별칭 외에 “성을 알면 생이 아름답다”는 별명이 하나 더 붙게 되었다.

　그후 방산옥은 더 큰 포부를 품고 본격적으로 문학창작에 발을 들여놓았다. 1969년에 생식의학과 “결혼했다면 2012 년에는 문학과 정식“결혼”을 한 셈이다. 처음에 어떤 사람 들은 그를 보고 70세를 바라보며 문학을 시작한다니 노망이 들었다 하며 비난의 눈초리로 바라보았다. 그러나 방산옥은 뜻이 있는 자가 성공한다는 도리를 굳게 믿었기에 자신의 선택에서 물러서지 않았다. 그는 문학을 선택한 그날부터 수많은 문학서적과 철학서적을 탐독하였고 틈만 생기면 창작에 몰두하였다. 하기에 비록 67 세 늦깎이로 문학의 전당에 들어섰지만 만만치 않은 실력을 보였다.

　2012년에 시문학에 입문하여 일년후에 시집《바람도 빼똘빼똘》을 펴냈고 3년을 맞으며《련꽃에 달의 집을 짓다》를 출간하여 의학계와 문학계를 크게 놀래웠다. 방산옥이

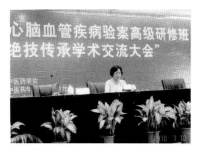

문학을 껴안게 된것은 “시도 건강, 장수, 젊음을 찾는다는 점에서는 의학과 공동한 점이 있고”“생식의학과 시문학은 모두가 짝짓기”라는 점에서 공통점이 있으며 그속에서 젊어지고 행복할수 있다는것을 실증하기 위해서였다.

공든 탑은 무너지지 않는다

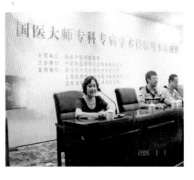

공든 탑은 무너지지 않는다. 방산은 46 년간 성건 의학이라는 외길을 혼자 걸어오면서 눈부신 성과를 거두었다. 그는 수두룩한 과학성과들로 수많은 영예의 월계관을 바꾸어왔다.

방산옥은 지금까지 중문으로 된 저서3권을 발간하였으며, 조문으로된 35만자에 달하는 성의학수기《성을 알면 삶이 아름답다》른 출간하였다. 이 책은 주요하게 성보급을 위주로 성이란 사랑과 미움이 함께 사는 세상 살이이며 또한 누구나 아는 것 만큼 누릴 수 있는 신비로운 예술이기도 하지만 많은 사람들이 성에 대한 쑥스러움과 무지로 사랑을 잃고 가정을 깨치고 본인의 사업까지도 영향을 미치는 현실을 사실로 설명하였다. 이책을 통하여 많은 산사실을 례로들어 성에 대한 지식을 설명하여 들이므로써 성을 알면 삶의 아름답다는 것을 독자들에게 알려드린다.

계속하여 60 만자에 달하는《삶과 짝》을 출판하였는데 이책은 생식계통의 대학전업교과서의 공백을 메웠고 세계와 중국생식의학과계통에서 리론과 림상이 긴밀히 결합된 실용생식의학저작으로 인정받고 있다.

국내외에 백여편의 론문을 발표한 그는 세계자연의학기금회와 세계자연의학조직으로부터 "세계명의", "인류록색 의학공헌상" "인류의약대사" "유엔인류일체화의학휘황성과상"을 수상받았다. 그외 "중국조선족장한여성상"을 비롯해 그가 수상한 큼직큼직한 상만 해도 40 여개에 달한다.

끈질긴 노력으로 방산옥은 2002 년 1월 1일 현대의학(서 의학) 주임의사, 2006 년 5월 1일 중의주임의사 자격을 각 기 획득하였다. 그뿐만이 아니라 방산옥은 자신의 거둔 의학 성과로 2002년 유엔국제교류의학대학 의학박사학위를 획득했고 2004년에는 유엔국제교류의학대학 과학박사학위를 획득했다.

생식의학전문가이며 문학가인 방산옥, 오늘도 그녀는 의학, 문학과 짝을 짓고 희망찬 인생의 대로를 힘차게 달리고 있다.

김룡운

비전을 향한 도전은 계속될 것이다
—연길시 방생문진부 원장 방산옥 박사에 대한 이야기

(흑룡강신문=하얼빈) 김해란 기자 = "그는 또 환자들을 방문, 병세를 관찰해 나갔다. 치료효과가 좋은 환자들을 보면서 난치병인 전립선 질병과 골반염증 치료에 대한 희망에 들뜬다. 아울러 전립선 임상과정에서의 전립선액의 변화법칙을 찾아내 남성이 10-20년 젊어질 수 있는 방법을 모색하기도 했다."

한국 유명잡지 OKTIMES는 방산옥 박사를 제163호 표지인물로 선정함과 동시에 "중국 연길시방생진료소 소장 방산옥 그는 누구인가?"란 글을 발표하면서 이 같은 표지 머리말로 그녀의 40년간 피나는 노력과 새로운 비전을 향한 부단한 도전을 단적으로 보여주었다.

'국제 자연의학 대상', '세계 자연의학 금상'을 수상하고 지난해에는 중국민영의료과학기술인재협회와 베이징시화하(华夏)중의약발전기금회로부터 '건강대사'상, '공로상'을 수상한 연변방생성건강연구소, 연길시방생진료소 소장 방산옥 박사는 65세라는 젊지 않은 나이임에도 국내외 중의약(한의약) 과학기술업계에서 왕성한 활동력을 펼치며 방산옥센세이션을 불러일으켰다.

20세기 60년대만 해도 적지 않은 사람들은 생식건강에 대한 인식이 제로상태였다. 이 같은 무지한 현 상태를 개변하고

자 그녀는 대학교 때부터 남녀 생식건강연구를 꿈꾸어왔었다. 하지만 꿈은 쉽게 이루어지지 않았다. 1969년 연변의학원 의료학부를 졸업하고 병원에 배치받은 그녀는 성에 대한 무지와 전립선질환으로 말 못할 고통을 참으며 자신감을 잃어가고 있는 환자들에게 꼭 건강과 행복을 찾아주고야 말겠다는 소신에 한껏 부풀어 있었다. 하지만 그녀에겐 연구실험을 할 수 있는 여건이 갖추어지지 않았고 심지어 1984년 그녀의 제안에 따라 남성과를 설립했지만 그녀와는 관계가 없었다. 안타까운 나머지 그녀는 가슴이 터질 것만 같았다.

1985년 개혁개방 정책에 힘입어 그녀는 남편의 과감한 주장과 전폭적인 지지로 근무하던 병원에서 자원사퇴하고 1989년 방생진료소를 설립하고 아예 불임불육, 전립선과 성기능장애에 대한 전문치료와 연구사업을 본격적으로 하기 시작했다. 그녀의 꿈은 드디어 기적을 낳았다. 그때로부터 오늘에 이르기까지 그녀는 줄곧 인체균형(人体平衡)에 따른 성건강 진료, 홍보, 연구에 모든 정력을 쏟으면서 불임불육 환자들에게 새로운 희망을 안겨주었고 파탄의 낭떠러지로 전락되어가는 사람들에게 한 가닥 빛이 되어 행복한 보금자리를 지켜주었으며 전립선 환자들에게 생의 활력소를 되찾아 주었다.

그동안 그녀는 '전립선액중 정액의 출현의미와 성기능장애 관계 연구', '전립선액중 레시틴(卵磷脂)과 백혈구의 관계', 'CT검사로 전립선암 조기발견1례', '전립선낭종 약물치료', '만성 전립선염의 진단과 치료에서 본 전립선액의 변화연구' 등 전립선에 관련된 국직국직한 논문들을 발표하여 국내외 의학계의 주목을 받았으며 유엔국제교류의과대학과 유엔세계자연과학기구로부터 인류녹색의학공훈상, 인류의학대사, 유엔자연의학특수성과상을 수여받았다.

지난해에는 신의 화타(华佗)의 고향인 중국 안휘 호주(亳州)에서 중국 중의학 관리국의 주최로 열린 학술연구대회에서 "만성골반염 치료로 본 여성 인체균형"을 발표했고 12월 6일 중국 심수에서 중국 중의학 관리국의 주재로 열린 "중국중의약노년병전문가학술연구토론회 및 중의약특색예방기술교류보급연구토론회"에서 "인체균형치료로에서 본 남성 갱년기"란 논문을 발표하여 중의약업계의 주목을 받았다. 이 논문은 제7회중한여성과학기술인포럼에서 남성들에게도 갱년기가 있다는 한국대학교 교과서인《한국 남성과학》내용을 중점 반박하는 논점을 펴내 당시 한국에서 커다란 파문을 일으켰었다.

이 같이 방 박사는 40여년 동안 쌓아온 임상치료 경험과 깊이있는 연구를 통해 국내외 학술계가 주장하는 보편적인 관점들을 뒤엎고 중서의를 결부시킨 전신균형요법을 주장해 현대의료계에서 새로운 신화를 창조해냈다.

현재 보편적으로 인정하고 있는 남성갱년기에 대한 관점만 보더라도 그렇다. 남성에겐 여성과 같은 생식생리의 돌연적 변화로 인한 갱년기는 존재하지 않는다고 방 박사는 주장했다. 적지 않은 남성들이 50세 이후 전신 각종 기능의 생리적 감퇴가 시작되면서 다발하는 각종 질병 이를테면 전립선염 및 그 합병증들과 심혈관 질병들이 생식생리의 신속한 변화를 일으켜 노화를 가속시키는 것을 이른바 '갱년기'라고들 주장하는데 사실은 이 시기의 노화증상은 '갱년기'인 것이 아니라 '갱년기양증후군'이란 것이다. 한편 이 같은 '갱년기'는 항균소나 양약의 대량 사용이 아니라 인체 균형유지를 위한 녹색의약치료로써 예방치유가 완전히 가능하다는 긍정적인 논점을 임상치료과정과 실례를 통해 입증함으로써 대회참가자들의 인정과 주목을 받았다.

심혈관질병에 대한 치료에서도 방박사는 선진국들이 '선진기술'이란 미명하에 줄곧 중국을 저들의 '연구실험기지'로 삼는데 반해 중국은 오히려 그것을 최상의 치료방법으로 고가로 받아들이는 것에 대해서도 대담하게 반대의 기를 들었다. 이를테면 지금 큰병원들에서 널리 쓰이고 있는 심장혈관이식술(心脏搭桥术)을 말하더라도 외국에서의 효과관찰에 의하면 혈관이식술을 한 환자가 안한 환자보다 3년후부터 심장으로 인한 사망률이 3배가 높아진다. 효과를 높이려고 투약해 만든 받침대는 투약하지 않은 받침대보다 그 위험성이 3배나 더 높다는 연구결과도 나왔다. 따라서 그녀는 골반염치료에서부터 얻어낸 실험연구결과를 통해 심혈관질병 발생시 구급한 뒤에는 혈관이식술보다는 후유증을 남기지 않는 인체균형요법 사용이 더 적절하다고 주장한다. 중국의학의 정수를 살려 녹색치료와 현대의학을 잘 결부시켜야 환자들에게 제2의 생명을 선사할 수 있다는 것이다.

40년간 만성질병의 인체균형요법을 연구 실천해온 방 박사는 요즘 들어 맘이 자꾸 조급해진단다. 수백편의 논문, 칼럼을 다양한 매체를 통해 발표함과 더불어 저서4권에 이어 제5권을 출판에 넘겼으며 "인체건강요법은 치료, 보건, 예방의 지침이다"는 대담한 저서를 집필하기 시작, 또 세계적으로 아직 긍정되지 못한 새로운 견해들을 대담하게 국제회의에서 발표하기 시작했다…

"살아있는 한 새로운 비전을 향한 저의 도전은 계속될 것입니다. 물론 오늘 제가 남녀성연구와 인체균형요법 연구에서 흔들림없이 여기까지 달려올 수 있었던 것은 남편의 편달과 전폭적인 지지가 없었다면 불가능했을 것입니다."

며칠전에도 방 박사와 함께 전국 유일 전신균형요법으로 심혈관질병을 치료한다는 의사를 찾아 직접 전반 치료체험을 마치고 돌아온 남편, 그녀가 성과를 거두었을 때에는 "후대들이 평가할 수 있는 새로운 내용이 있어야 한다"고 달리는 말에 채찍질을 아끼지 않았고 아내가 힘들어할 때엔 전폭적으로 밀어주는 남편, 그러한 남편이 있었기에 항상 새로운 비전을 향해 도전장을 던질 수 있었다고 말하는 그녀, 의사생애 40년이 인류의 장수시대를 위한 녹색의학의 홍보와 연구의 생이라면 이제 남은 생은 중의학의 인체 균형요법을 더 많이 세상에 알려 사람마다 건강해지는 꿈이 꼭 현실로 다가오도록 하는 것이라고 방산옥 박사는 미래 인류건강사업에 대한 자신감을 갖고 제2의 인생그래프를 그리고 있다.

《삶과 짝》 출판을 축하하며

— 중국조선족과학기술자협회 회장 손동식 교수

생식건강연구성과를 집성한 《삶과 짝》이란 과학보급독물이 출판된다는 소식을 접하고 무척 반가웠다.

한것은 이 책의 저자가 다름아닌 우리 중국조선족과학기술 자협회 상임리사이자 40여년의 림상경험을 가진 연길시방생 문진부 방산옥주임의사이기때문이다.

방산옥주임의사는 1969년에 연변의학원 의료전문학과를 졸 업하고 다년간 공립병원에서 근무하며 생식건강연구에 심취하 였지만 연구환경이 여의치 않아 하고싶은 연구를 마음껏 할수 없었다.

1989년 4월, 방산옥은 과감히 《철밥통》을 버리는 결단을 내 린다. 뒤이어 연길시방생문진부를 설립한 방산옥은 많은 애로 사항에도 불구하고 흔들림없이 환자치료와 연구사업을 병진 한다. 의료계가 주목할만한 연구성과를 올리게 되자 방산옥은 2004년 4월에 연변생식건강연구소를 설립하고 림상관찰과 중 서의치료방법 을 병진한 생식건강연구를 진일보 과학화, 체계 화, 리론화 하는데 박차를 가하여 전문가들이 인정하는 궤도 에 끌어올렸다.

방산옥주임의사는 수차 국내외학술교류회에 출석하여 전문 가들이 주목하는 론문을 여러편 발표하였고 4부의 의료저작을 편찬, 발행하였다. 이번에 출판하는 《삶과 짝》이란 책은 이미 출판된 방산옥저—《성을 알면 삶이 아름답다》의 속편이기도 하다.

방산옥주임의사는 가히 명실이 부합되는 림상의학자이자 중서의결합치료방법을 창시한 생식전문가라고 할수 있다. 남녀 생식계통질병의 진단과 치료는 아직도 풀지 못한 난제들이 수두룩하다. 례컨대 진단표준이 명확하지 못하고 치료방법이 타당하지 못하여 환자건강을 직간접적으로 해치는 현상 등이 바로 그것이다.

방산옥주임의사는 일찍《인간이 일찍 늙어가는 문제는 의사들이 풀어야 할 책임》이라고 말하며 생식건강연구의 중요성과 필요성을 극구 강조한바 있다.

《삶과 짝》은 바로 남녀 생식계통의 상견병들의 원인, 발병기제, 림상표현, 진단과 치료에 대하여 전면적이고 심입된 리론근거와 명확한 해석을 제시하였다. 특별히 전립선질병과 그 종합증, 만성골반염과 그 종합증, 진단치료에서 참신한 관점과 방법을 제시하여 의학의 공백점을 메웠다 할수 있다.

또 전립선액 변화규률, 골반염으로 인한 장기유착, 생식과 전신질병, 증상과의 관계에 대한 리론과 그 치료법은 남녀생식건강뿐만아니라 심신건강, 장수, 젊음을 찾게 하는데 길을 틔여주었다 할수 있다.

방산옥주임의사의 종합적이면서도 체계적인 치료법—기혈평형료법에 대한 론술은 전신 기타 질병에 대하여서도 돌파성적 치료작용이 있음을 밝혀냈다.

《삶과 짝》은 방산옥주임의사의 40여년간 의료림상실천의 총화이며 창의성, 실용성이 결부된 훌륭한 의학저서이며 남녀 모두에게 수요되는 성건강보급독물이기도 하다.

《삶과 짝》이 의학자들에게도 좋은 참고서로 되여 의학과학의 발전에 추동적 작용이 있기를, 환자들에게는 길잡이 역할을 하는《가정의사》가 되기를 진심 기대하며 일독을 추천하는 바이다.

2012년 3월 16일

行健不息 放飞梦想

연변일보평론
——记延边生殖健康研究所所长，延吉方生门诊部院长方山玉

清华大学的校训是："天行健,君子以自强不息;地势坤,君子以厚德载物"。民国时期梁启超先生对清华学子《论君子》的主旨演讲的八个字,从此高悬于大礼堂的上方,成为师生共同遵守的校训。

这八个字的内涵,指天道运行是自然的法则,具有刚强劲健,以此来比喻君子处世,应像天一样,当力求进步,刚毅坚卓,发愤图强,永不停息,即使颠沛流离,也不屈不挠;厚德载物,要像大地一样,胸怀宽阔,容纳万物。

延边生殖健康研究所所长,延吉方生门诊部院长方山玉女士,虽然已过花甲之年,却依然保持着"自强不息,厚德载物"的精神,以良好的医德医风,刻苦钻研,努力创新;用她的高超医术和品德,赢得了患者的赞誉,深受海内外好评。她的事迹吸引了央视,2012年11月30日做客"华人频道",专访了这位来自延边的"生殖系统专家"。

一位韩国读者读了方山玉《人生与伴侣》这部书后发出感言:"方山玉的《人生与伴侣》这部书,划破了12亿中国红色的天空,向世界传播着人性的美与和谐的音符"。

敢于揭示"性"健康,提出"性和谐"乃"家和"之首要

宇宙的自然法则是日月运行,阴阳交替。人类的进化和生命的延续,如同宇宙的自然法则,由阴阳而消长。男女阴阳之液体的组合,使家族延续,后代繁衍,生生不息。阴阳使宇宙相互依存;性使男女结合,使夫妻和谐。性,如同自然界离不开阴阳,人类离不开性。这是方山玉研究性医学,探寻性与家庭、性繁衍后代的重要起因,也是她40多年研究性医学的乐趣所在。她在漫长而艰难的探索中,最终摘下了胜利的果实。2004年2月,方山玉经过临床治疗和患者的陈述出版了她的第一部著作《知道性,人生美》。2013年4月她的另一部书《人生与伴侣》出版发行。

她的纪实性的性知识通俗读物,见证了方山玉探索性医学的辛酸和丰硕成就。

孟子说:食色,性也。但是直到改革开放很久以后,提到"性"这个词,中国人仍然是"谈性色变"。性话题在中国文化里一直是一个禁区,长久以来,谈性色变的恐慌让国人对性讳莫如深。面对孩子"我从哪里来"的疑问,家长大多会以"街上捡来的,山上抱来"等方式转移话题。

方山玉作为延边医学院毕业的医生,她用大半生经历,探究"性"医学领域,使人们得到"性"福,给家庭带来和谐。

早在70年代,这位刚刚走出大学校门的姑娘,在她读到达尔文"进化论"的时候,就对"性"产生了浓厚的兴趣。

她在上大学读解剖学时期,方山玉学习《促进勃起的肌肉》,提问"勃起的概念"时,老师显得非常的尴尬;到了解剖实习

课,她又问指导老师同一个话题,指导老师说课后讲,等到课后仍没有解释,委婉地告诉她:"以后自己会知道"。有一位男同学在旁边推我说:"别再问了,以后我给你讲"。但他也没有直接陈述,说:"以后你自然会知道"。为什么老师,学生都回避解释这些呢?

中医老师讲"常射精肾脏虚","真的是这样吗"?"精液中含蛋白到底多少"?

生化老师在讲课时告诫学生:"前列腺血液循环不畅,治疗难,初学者不要碰难症"。老师在课堂上根本不讲前列腺炎,只说这种病医学上无法治疗,毕业后你们也别研究前列腺炎。诊断后却不能治疗,只能给你自己丢脸。作为老师,作为前辈,为什么不把医学难题作为课题研究?拿出有效的治愈办法,留给学生共同攻克难题该有多好。

腼腆、尴尬、疑问和艰难,并没有阻止她研究性医学的脚步。倔强、不服输的个性,使她下定决心,去探索性医学、去攻克性医学的难题。

方山玉在大半生的研究性医学中得出结论:伟大莫过于自然,性和谐,是家庭和谐的首要;夫妻和谐,首先要性和谐;性健康,是繁衍后代的关键;家庭和谐,才能其乐融融。

经过40多年的临床医学实践和观察中发现,男人因患前列腺、阳痿早泄,性功能障碍;女人因患盆腔炎、子宫肌瘤、宫寒不育等无法与人讲述的隐私性疾病而困扰,思想负担沉重,甚至导致夫妻分离,家庭破裂。

中国有句古训:不孝有三,无后为大。何止中国,日本尤甚。

小诊所出名扬日本。XX年一位日本女士探访方山玉大夫,称："我非常爱我的丈夫,我们很恩爱,但生不了孩子,寻遍世界各名医治疗, 用各种方法治疗,至今没有生育。现在面临被公公、婆婆赶出家门的危机。请你救救我"。面对满脸尴尬和无奈,渴求生子的这位患者,方山玉坚信了自己选择"性"医学的自豪与骄傲。她耐心细致地对这位患者进行了妇科检查。最后安慰这位患者,按我的处方用药,一定会让你生出可爱的宝宝。并嘱咐她回日本慢慢调养。谁知过了几个月,这位日本女士又出现在她面前,于是方山玉问道:"你怎么没有回日本啊?"对方回答:"我不能就这样回去,我要在中国看疗效。用了您的药,按您说的方法,我的疾病治疗已经转入正常。请再给我检查看看!"方山玉院长认真地对这位日本女士检查后, 坚定地告诉这位日本女士:"你放心,回去一定能够怀上孩子!不过我有个条件,怀上孩子一定告诉我!"这位女士回到日本不久报来佳音,自己怀上了孩子。那种高兴与喜悦之心,无语言表,千恩万谢。

在男女性器和生育检查过程中,方山玉有过无数次的误解。一次在对一个男性患者检查后说"你的儿子生育系统有问题"时,男方母亲暴跳如雷,一边拍桌子一边吼道:"你这个诈骗犯,我儿子没有问题!"方山玉不在意对方说什么,她在意的是能给对方带来幸福足矣。她们的孩子,就是我的孩子,只要她们幸福,我就满足。

每个人都期盼为人父母,儿孙绕膝的天伦之乐,然而社会和环境的污染,不孕不育成了夫妻生活的第一杀手。那么是什么剥夺了我们为人父母的权利,动了我们的孕气呢?这个隐形杀手是什么呢?方山玉院长的回答是:有先天性的,但是最多还是后天性。后天性是炎症引起的。尤其是性开放引起的疾病特别多,再就是环境污染。受辐射影响,如手机辐射、电脑辐射、电磁炉辐射、微波炉辐射等等。

医学的出路在绿色疗法,医学要大胆的超越

九十年代初方山玉就提出了绿色医学。是延边最早提出绿色医疗的人。"绿色"医学理论提出,是一个大胆的飞跃。起初曾有人讥讽她说:"绿色"二字可以随意的用在医学上吗?它只适用于建筑、环保。你认为什么都可以冠上绿色吗?有绿色建筑和森林,哪有什么绿色医疗。荒唐!多么具有讽刺意味。当下绿色成了社会的主流。

对他人的无知,方山玉不在乎。她坚信,绿色是永恒的,医学的出路在于绿色。她对绿色医学的诠释是:回归自然、返朴归真。她认为人体的五脏六腑各主其功能,都在发挥不同的作用,要避免动刀切除;自然界有取之不尽,用之不竭的药物,这些生命的原体,能带给人类健康,是人长寿的灵丹奇方。

方山玉本是学习西医的,而70年代她响应"六·二六"指示,来到农村生活10年。方山玉发现农村有很多患结婚不育症的人,但由于为没有钱,生活窘困,而不能去医院治疗。面对这些状况,作为医生的她觉得自己有责任。于是,开始了对中医中药的研究。她上山采集中药,还开发了10多种中草药。在医疗实践中,她发现中药比西药更有疗效,她尝到了中药治疗患者的甜头,开始探寻绿色医学。

前列腺痛是男性生殖疾病中常见病、疑难病、难治愈或不能治愈的疾病。一位36岁的哈尔滨男性患者,因患生殖系统疾病引起性功能障碍,伴有腰骶痛等症状,在牡丹江一家医院检查出死精症子后,精神恍惚,患上了精神病,怀疑自己的两个孩子是"野种",试图用菜刀砍死两个孩子和妻子,曾在哈尔滨精神病疗养院住院治疗两年多,后又转到延边精神病疗养院。XXXX年经人介绍,患者心存疑惑找到了方山玉院长的方生门诊,在检查前列腺分泌液时,确实查出大量的脓和死精子。方山玉院长与患者说:"如果前列腺炎治愈后仍未见活精子,砍死你的孩子和妻子我没有理由阻止你。但如果治疗后,出现活精子的话,就可以确定孩子是你的,所患前列腺炎是在孩子出生以后。方山玉大夫告诉患者,现在你的疾病发展到前列腺痛,引发了性功能障碍、死精症、腰骶痛和尿蛋白"。耐心细致的解释,打动了患者,患者同意配合治疗。经过15天的治疗检查后发现,死精子的前列腺液开始出现卵磷脂,白细胞明显减少,更惊奇的是30%的精子活了。患者听后大喜,精神病大有好转,不到三个月治疗,患者完全康复。

方山玉院长通过绿色医学和现代医学相结合,创造了一体化医学体系。遵循整体气血平衡疗法,不仅提高了前列腺痛的治愈率,还创造了男性疾病预防保健的绿色医学疗法,填补了男性科中的许多空白。在农村进行健康普查中她建立了3000余名农村人们的健康档案。开始了绿色药品的开发、研究。其中13种中成药在农村合作医疗的健康发展起到了重要作用。不仅让人们得到了生殖健康,使人们青春延长了10—15年。

从事慢性盆腔炎和慢性前列腺炎的诊疗和开发绿色药品的研究。现代医学面临耐药菌株的产生,无法消除病原体的困境,但绿色医学填补了代替抗生素的治疗药物及方法。在临床实践中,她因人而异,调节免疫功能,真正做到正本清源,修复平衡生理功能,全面提高机体免疫力,做到标本兼治,迎来男性身心健康、长寿、年轻的新时代。她提出只有继续发展自然科学,提倡医学绿色疗法,才能带来医学的可持续发展。

方山玉院长制剂出的处方,XX、XX、XX等多项处方,经申请均获得了国家专利。她的药品均系配方,有益于健康、长寿,散发出中华医学的魅力,被广大医患所挚爱和推崇。

在探寻医学的道路上,方山玉秉承把疾病降到最低。白内脏疾病,通常都采取手术治疗。方山玉认为手术很容易引发后遗症,同时患者也因手术带来了疾痛。于是她提出保守治疗法,不手术用药水滴眼孔治疗白内障。很多专家质疑说:"不可能"。她把"不可能"变成了"可能"的现实。又是一个大胆的超越。为了实现这个可能,她以身试法,自己患上白内障,用自己配制的药方开始治疗。一个月,又是一个月,经过白内障治疗前后对比检查,专家们惊呆了。奇迹出现了,方山玉用中药滴眼孔治疗白内障,获得了成功!又一个医学难关攻克了,又一个专利出现了。人们为之而骄傲,人们为之而兴奋。当下,方山玉正在潜心整理医案,在不远的将来,她的用药水滴眼孔治疗白内障的论文和处方即将问世。她要用医学实践来证明:中国现代医学水平,敢与所谓的西方先进医学挑战,使中国医学屹立于世界医学巅峰。

放飞梦想走向世界,实现自我更大价值

"路漫漫其修远兮,吾将上下而求索。"屈原的这一千古绝唱,激励了多少华夏子孙。方山玉的梦,一个又一个地在实践着,她还在不断地延续着新的梦想。方山玉,这位不知疲倦的女性,虽然迈向古稀之年,但她依然在放飞自己的梦想,不断求索。

方山玉从农村回到城里后,起初安排在一所医院工作10多年。她拼命工作、研究,可事与愿违。在医学上钻牛角尖的倔强个性,使她常常感到身心疲惫,经常在焦虑、不公不平、受诋毁、委曲求全中生存。她毅然决然放弃了大医院的环境、放弃了工龄、待遇,离开了她眷恋的岗位,开启了个人诊所和研究的漫长步伐。当时有人善意的劝解,真诚的忠告;也有袖手旁观,蔑视自己的冷眼。弓箭既出不回头。经历艰难抉择后的她,告诉自己"永不放弃"。这就是方生诊所诞生的原因,也是方生研究所浮出的基因,她的主人就是方山玉。

山沟里飞出了金凤凰,小诊所出了医学博士。人们或许是从医的足迹中进一步了解了方山玉其人。1969年延边大学医学院医学系毕业、1979年延边中西医结合培训班结业、1988年全国第一次中西医男性学培训班结业、2002年2月获得"联合国国际交流医科大学医学博士"称号、2004年10月"联合国国际交流医科大学科学博士"称号。

宝剑锋从磨砺出,梅花香自古寒来,小诊所做出了大事。从医的经历能够了解到她医学奋斗的艰辛。她毕业后到10年农村生活中,调查了3000多个男女健康普查和计划生育普查,

配合上海中医学院培养出64名适合于农村医疗事业的赤脚医生;回城后建立5000余名健康档案,比较研究农村和城市疾病种类的不同规律对诊断、治疗、预防中的应用,对4万余名婚前男、女青年的生殖疾病的检查中,生殖器常见病、疑难病的发病种类、发病比例和其原因,治疗的特点进行研究。朝汉族青年之间在健康差异上的统计学分析,朝鲜族患者明显高于汉族,经研究其原因并找到解决治疗的方法,为提高朝鲜族人体素质起到了很好的科学依据;在对轻工业工厂女工的普查检查调查中,找出工种与妇科疾病的关系,她提出有利于生产,有利于女工保健的合理措施。

小诊所研究出了医学的大难题。从90年代开始,方山玉的论文像长白山天池之水,不断地喷泄和奔出。她发表了有百余篇论文,其中有《女性阴道壁强直性痉挛而未能同房三例》、《阴茎扩大术引起纤维典型增生二例》、《简论自然医学在皮肤科研究中的应用》、《前列腺液常规化验在前列腺炎诊断中的新探讨》、《前列腺液在前列腺炎治疗中的变化》、《在前列腺液中的精液说明什么?》、《颗粒细胞在慢性前列腺炎治疗中的变化研究》、《颗粒细胞与前列腺液常规化验》、《老年性子宫内膜炎和盆腔炎综合症治疗》、《慢性盆腔炎与淋菌感染》、《幼女淋菌性外阴炎诊断治疗》、《不孕不育证的增加对朝鲜族人口减少有直接的影响》等许多论文,散见于《临床医学影像杂志》、《白求恩医科大学学报》、《中华特色西药论坛杂志》、《中华医学论文集》、《中华脐疗荟萃》、《中外男科荟萃》、《中国西部科技杂志》、《男科新论》、《国际东西方医学优秀成果经典》、《延边医学杂志》、《第二次全国中西医结合男科学术会议论文集》、《中国朝鲜族人口问题研讨会》；韩国全南女性科学家协会、全南大学药品开发研究所、广州全南女性科学技术人才中心召开的汉、中学术研讨会上发表《慢性前列腺炎的诊断和治疗中前列腺液变化研究》，这篇论文被登载在 第二次韩—中学术会议论文集及《世界重大学术成果精选》册上；《黑龙江省日报》、《吉林新闻》、《延边日报》都曾经刊载过方山玉的作品。方山玉出版的书籍有《人生与伴侣》、《知道性，人生美》。但这些殊荣，成了过去，丝毫没有停歇她向前奋斗的脚步，实现她更远更大梦想。

耕耘后的收获，小诊所出了大名。方生门诊早已成为省、州、市优秀，模范，十佳诊疗所。不仅如此，还获得中华特色医药论文大赛中的荣获优秀论文一等奖；参加UN国际交流医科大学，并在 UN世界自然基金会获得"人类绿色医学贡献奖"、"人类医学大奖"，"联合国医学特殊成果奖"等许多荣誉，2008年9月在韩国青瓦台受总统夫人和副总理的接待。

身兼数职，但永不言倦。方山玉兼有"中国朝鲜族科技工作者理事"、"中国名医联合会常务理事"等，兼职多达10余个。

方山玉所长获得了她应该获得的荣誉和资格，"医学博士"、"西医主任医师"、"中医主任医师"职称。但这些荣誉和职称，没有停歇她放飞更远大梦想。

方山玉的梦是甘甜的，永续的。方山玉圆了过去的梦，但他的梦还没有完，她没有圆的梦是什么呢？

她正在整理完成《男性学》、《女性学》、《气血平衡学》。

她要精读《黄帝内经》。方山玉认为，具有五千历史的《黄帝内经》是中华医学之根。不读《黄帝内经》莫论中医。

她在学习《易经》。在慢慢探寻的医学路上，她懂得了易医同源，《易经》的阴阳、变化、相互依存等理论，是开启医学智慧的法宝。

她在研究《治未病》。她认为，未雨绸缪，不让人患疾病，养身健康，是长命百岁的前提。

她想当一名诗人。想把她女性世界内在，表达于诗的语言里。或许有些人怀疑：她能实现那么多梦想吗？有这样一句话：成功人士，永远在努力实现，失败人面前总是理由。

两个小故事或许能破解方山玉实现其梦想。一次，应韩国有关部门邀请，方山玉与其团队到首尔，很多女士去购物，人们以为方山玉走丢了不见踪影，其中一位告诉同伴，她可能去了书店。结果在这家书店摆放医学书籍的旮旯找到正在抄写资料的她。

有一位美籍华人邀请方山玉到美国发展，并提出给予更高的待遇和报酬，但是她放弃了。因为这里是养育她的故乡，是她赖以生存的土壤，是她成长发展的舞台，也是她梦想与园梦的广阔空间。

《守护男性健康》序

중국민족의학회장의 방산옥방산옥에대항 평론

方山玉是位朝鲜族女医生，从事临床医疗工作五十周年，尤其在男科学领域积累了丰富的临床经验，结合自己的临床心得，进行了系统的整理、总结和归纳，并撰写成为专业读本，实属难得。

最初接到(学会赵伟副秘书长的推荐)，和作者(一道)送来的上下两册厚厚的《守护男性健康》打印版，并十分诚恳的让我为本书写序时，我的内心是拒绝的，因为我从来没有帮人写过序，都是我请人写序，而且我请人写序时都是根

据出书的内容，事先想好了请什么人写，写什么样的内容，并考虑到为给作序人节省一些时间，总是先写好代拟稿，以供参考。但为我作序的大家、大师总是三改其稿，或者重新撰写，他们认真负责并十分重视的态度，让我学习且体会到为书作序是一件严谨的事情，一是要对作者负责，二是要对自己负责，三是要为读者负责，何况是临床医学专业书籍，更是要对生命健康负责。而我本人从来没有作过序，不是不愿意作序，而是水平有限。

但本着学习的想法，闲暇之时拿起方山玉教授编写的《守护男性健康》研读，初看书稿，第一感觉就是临床经验丰富之人的临床诊治专业知识的系统整理。但是在草拟了序文又搁置月余后，重新再读一遍，又有了新的理解。

《守护男性健康》一书共分五篇，以章节分类，全书重点

突出前列腺各种疾病的防治与康养。目前我国男科学还是一门需要完善的学科体系，而作者从男性的常见病进行了专业的临床分析、讨论、研究，提出独特的解决路径和方法，由此可见，作者在男性常见病的诊治与康养领域还是独具匠心，有值得临床医师借鉴和推广的诊疗技艺。所以，《守护男性健康》的编写出版，既是初学专业的入门之书，也是从事多年专业参考学习之书。而男科领域的专业著作多以大部巨作常见，那么本书的内容对于非专业医者和广大群众而言，可称为一本浅显易懂的科普读本，也正是我们这个时代、我们这个社会所需要的。

从本书的文笔风格可以看出作者平时喜爱文学创作，有良好的文化和文字素养，在著作中随处可见优美的语言表述，给读者很好的亲和力和感染力，文如其名：他山之石，可以攻玉，故方山玉也。

我真心的希望本书的出版发行会受到广大读者的欢迎，并在将来会有更多更新更好的著作面世。同时，期盼在这个新时代我们能够早日迎来盛世国医的大潮。

冯岭戊戌年重阳于北京

2018.9.12

（冯岭简介：冯岭，中国安徽无为县人。毕业于皖南医学院，师从中国首届国医大师李济仁教授，中央统战部中国藏学研究中心中西医结合主任医师。现任中国民族医药学会首届科普分会执行会长，广西中医药大学特聘教授、国际防癌长寿联盟常务副主席、中国中药协会科技交流与合作专业委员会顾问。）

노년에 나는 다산부가 되렵니다

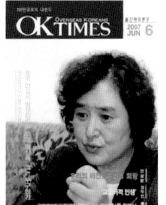

겨울을 맞이한 나무잎들은 모두 떨어졌고 앙상한 가지는 서럽게 바르르 떨며 바람과 대화를 나눕니다. 앵,앵,앵,… 앵,앵,앵… 바람이 대답합니다 쌩쌩쌩…쌩쌩쌩… 그러나 나무들은 겨울이 지나고 립춘이 되면 장작개비마냥 바싹 마르고 얼었고 꺽여지고 상처투성이 되었어도 다시 살살 기지개를 쭉—쭉——— 켜며 사르르 동글동글한 파란눈들을 깜빡이며 서로서로 얼굴을 마주바라보며 푸른 봄 음률을 뽐내기 시작합니다. "죽어가던 아픔"속에서, "깨여난 생명의 바삭바삭 움직임"들은 자연속에서 콩당콩당 심장박동을 서로에게 전합니다

인간은 이와달리 계속되는 내리막길에서 생사를 거듭하며 몸부림치고 작은 바람에도 쉽게 쓸어집니다. 뇌신경 나무들은 뿌리까지 뽑히고 피물이 범람하고 심장 큰 강은 가물이 들어 말라버리고… 흙모래에 길이 막히고… 의학연구만을 고집하며 살아온 나도 례외가 아닙니다. 다행이도 45년의 의학연구를 총화한 "삶과 짝" 필을 마무리하고나니 마음속을 지지누르고 있던 큰돌을 내려놓아 안도의 숨을 길게 내쉴수 있어 다행으로 여기지만 아직도 펜을 내려놓을 수 없습니다.

그러던 어느날 새롭게 사귀게 된 친구들과 커피숖에모여 뜨

거운 커피로 저녁시간을 즐기게되었습니다 그중 한친구의 홍두깨같은 말에 난 정신이 버쩍 들었습니다. "우리 시 공부를 하는것이 어떻습니까?" 공동한 화제가 없어 끄떡끄떡 자불고 있던 나는 툭다치며 하는 말에 생각할 겨를도없이 엉겹결에 눈을 비비며 "그러지뭐"하고 대답하고 다시물으니 시를 공부한다는것이었습니다. 배움이라면 게으름없는 성미기는 하지만 정말어처구니없는 대답이었습니다. 자존심이 무엇인지 나는 다시 부정 할 수 없었습니다. 오리걸음 하더라도 그들을 따라 배우기로 속다짐하며 어려운길을 걷기 시작하였습니다. 이렇게2012년 2월12일부터 최룡관시인님을 모시고 동시를 배우게 되었습니다.

문학과는 전혀 인연이 없었던 나, 휴식과 명절조차 없이 매일환자들을 진료하며 67세의 고령에 시와 인연을 맺고 시 동창들보다 2배, 3배… 이상의 끈질긴 노력으로 반년의 시학습과전을 거쳐 현대동시 99수를 묶어 "바람도 빼똘빼똘"을 편집하였습니다. 로년기에 "제2청춘이 있다"는 말은 많이 들었지만 "제2동년이 있다"하면 그 누구나 황당하다, 치매가 아닌가?고 여길것입니다. 하지만 나는 현대동시창작에서 "귀여운 동년", "새싹이 움트는 동년", "희망과 환상으로 넘치는 제2동년을 찾았습니다. 나는 내가 키운 시 아기들과 함께 별도 따고 해와 달에 그네고리를 매고 우주를 날아보고 바다에 삼림도 옮겨보고 "100년동안 임신이였던 태양이 해님공주 낳는것도 보며 응원했고…… 재미나는 어린이 환상세계로 려행을 다녀보았습니다.

어린애가 돌이 지나면 발걸음이 익숙하여지고 무럭무럭 자라는것을 보게됩니다. 비록 장하게 무럭무럭은 자라지 못하였어도 욕심은 무쩍커졌습니다. 나는 계속되는 현대시, 하이퍼시 학습을 통하여 92수의 하이퍼시로 "련꽃에 달의 집을 짓다"를 2013년 말 편찬을 끝마쳤고 2014년5월8일에 발간하였습니다.

　시인이자 평론가이신 김승룡께서는 "45년간 록색생식 의학연구에 몰입하여 수많은 애기들을 선물하였고 건강한 삶, 행복한 짝을 지어 주셨던 의학가가 이번엔 그 자신이 문학과 짝짓고 예쁘고도 포동포동한 아기-"련꽃에 달의 집을 짓다"라는 하이퍼시집을 낳았으니 실로 경탄할만한 일이다"라고 하셨습니다. 비록 시인님이 말씀하신것과는 너무나 거리가 먼 시집이기는 하지만 로년기에 그것도 2년간의 문학창작길에서 발자국을 남기게 되였다는 것만으로도 꿈 같았습니다. 나의 시창작은 이렇게 걸음마를 떼기 시작하여 탁아소를 졸업하고 유치원 입학을 기다렸습니다. 그런데 성의학전문가가 무엇때문에 시쓰게에 관심을 갖고 이렇게 끈질긴 노력을 해야할까요? 나는 문학, 의학과 주역을 결부한 나의 연구성과들을 잘 표현하려는데 그 원인이 있었습니다. 45년간 삶과짝 의학연구에서 세상에 수많은 불임부부들에게 아이를 낳도록 공헌한 내가 이제 부터는 의학과 문학을 접목하는 과학과 문학의 길에서 나의 아가들을 낳게되여 얼마나 기쁜지 모릅니다. 그것도 하나씩 낳거나 쌍둥이도 삼태자도 아닌70이상의 애들을 함께 낳을 수 있으니? 믿어지지 않지요. 2017년 12월 나는 또 73명의 아가들을 낳았습니다. 나의 애들이라 다 곱게만 보여《어느별닮았을가?》고 세상사람들이 판단하기를 기다리며 내놓았습니다. 모든 애들을 다 이쁘게 봐 주시기를 바래서입니다 나는 계속 임신을 멈추지 않으려고 머리에 부단히 아파트건설을 합니다. 뇌 쇠퇴를 단 얼마간이라도 막아 좀 더 천간, 지지와 련애하고 짝짓고 새 우주를 낳아보려고. 욕심에서가 아닌 시 창작속에서 나의 동년을 되찾아 여생을 젊게 살아봅니다.

8년간의 문학학습과 함께 나는 5권의 시집에서 수백명의 아이를 해산하였습니다.

53년간의 의의학연구로 나는 5권의 의학저작을 출판하였습니다.

새해 2022년 비록 80고개가 더 가까와 졌지만 새해에도 계속 다산부가 되렵니다.

여러분들의 고무격려에 허리굽혀 인사들이며 의사의 사명을 완수하는 것으로 세상의 곳곳에서 인류의 번창한 번식으로 사랑의 꽃 향기 지구에 넘쳐나도록 나의 작은힘도 다 받치렵니다. 겨울에 자란 나이테(年輪)일수록 여름에 자란것보다 훨씬 더 단단하다고합니다. 비록 생리적으로 나는 이미 겨울날 빼쪽 말라 꺼어질듯한 나무이긴 하지만 시와 짝짓고 새로운 나이테 그리려고 고목의 뿌리에 물을 끌어 올리기 시작하였습니다.

나의 임신 해산은 끝이 없습니다.

평론에 대하여 방 산옥이 감사를 표시합니다.

환자의 행복 의사의 사명

성의학연구는 다른 의학과는 달리 환자들과의 소통이 어렵습니다. 원인은 아래와 같은 것들을 예로 들 수 있습니다.

1. 부모나 아내에게도 알릴 수 없는 병으로 취급되어 숨깁니다.
2. 혼자의 고민으로 전신건강을 잃습니다.
3. 많은 남성들이 우울증으로 시달림을 받고 그중 적지 않은 환자들은 정신병 합병증으로 전환됨은 보기드문 일이 아닙니다.
4. 삶의 귀중함을 잃고 인생의 종말을 택하려 합니다.
5. 나라의 엄밀한 시스템으로 목적을 도달 못할 시에는 친인, 친구들을 멀리하고 외국으로 도망가는 길을 선택합니다.

나를 찾아온 환자들 중에서는 이런 환자들을 찾아보기가 어렵지 않습니다. 더욱이 어려운 길을 선택하여 찾아온 외국인들… 그들에게는 내가 마지막 선택인양 싶습니다.

"나의 사명은 성건강을 찾아 주는 것으로 그들을 구하고 그들에게 행복한 가정을 선물하여 주는 것입니다". 나는 반세기 이상 되는 의사 생애에서 일분 일초라도 이 사명을 잊은 적이 없었고 아직까지도 연구되지 않은 많은 과제들을 생각할 때마다 자신의 나이가 얼마인 것 조차 잊어버리곤 합니다. "더 연구해야 한다" "왜 몇 달이 지났는데도 분비물이 없나?" "완전히 죽은 장기일 수는 없지"…

나의 성의학에서의 난치병환자들은 다만 난치병을 치료하는 것에만 그 목적이 있는 것이 아니라 그들을 통하여 하나 하나의 새로운 연구성과들을 차곡차곡 정리하는 과정이 중요한일 과이기도하였습니다. 나는 그들이 나와의 합작에서 환자의 기 쁨, 나의 사명을 완수하게 된 것에 대하여 감사하게 생각하며 의학의 연구에서 다소나마 새로운 연구 성과들을 펼치게 되 는 것으로 무한한 긍지를 느낍니다. 그럼 어떻게 이 성과를 많 은 사람들에게 알리고 하나하나의 산 사실로써 더 많은 환자 들을 삶의 귀로에서 선뜻이 손 내밀어 경찰들 마냥 그들을 구 할 수 있을까요? 내가 이 사명을 지켜나가려니 퍽 고민이 많습 니다. 나의 성의학 수기로서 첫 작품 "성을 알면 삶이 아름답 다"는 많은 사람들을 애로속에서 구원하고 성상식을 알게함으 로써 환영을 받았습니다. 연길시 방송국에서는 "이 밤이 좋아 요" 방송 프로로 한편 한편의 방송이 이어졌고 나는 또 이 방 송 프로그램의 아나운서로 1년 3개월 방송을 하였고, 여성 지 도자 프로그램에서는 한권의 교과서로 사용되어 1기로부터 15 기에 이르기까지 나의 학생들을 가르쳤습니다. 오늘 제2부 성 의학수기는 환자들 많이는 외국인 환자들을 위주로 그들이 나 를 찾아 치료한 산 사실들로 이름과 주소를 대부분 공개하지 않는 원칙을 견지하여 수기로서 펼치려 합니다. 본인들은 자 신의 병력임을 알고 있지만 이렇게 씀으로써 환자들을 보호 할 수 있지 않을가하는 나의 소박한 마음의 표현입니다. 많은 리해를 바랍니다.

2022년

호랑이 해. 연변조선족 자치주 성립 70주년입니다. 이 뜻깊 은 조선족의 명절을 맞으며 나는 이 책을 모든 조선족에게 선 물하려 합니다. 그들의 성건강과 전신건강을 위하는 것은 그들의 새로운 행복한 가정을 위하는 것이며 인류사회에 대한 그들의 크나큰 공헌을 발휘하고록조건을 창조하는 것이기도 합니다.

환자의 기쁨속에서 의사의 사명을 지키는 것이 바로 나의 행복이기도 하지요.

두 부부의 빈뇨경쟁

50이 되어 옵니다. 20여년 줄곧 인천공항버스를 몰아온 이XX는 기사로서 밤이고 낮이고 에 맞추어 비행기에서 내리는 손님들을 모시고 전국으로 수송해야 했다. 앉음에 습관된 그는 나이가 들면서 허리를 쓰지 못하고 두 다리와 함께 찬물을 끼얹는 듯 시리고 저리고 맥없어 견디기가 어려웠다. 소변도 늘 제때에 보지 못하고 참는 것을 버릇하여 얻은 병인지 소변이 자주 마렵고 시원히 나가지 않더니 지금은 소변볼 때면 아랫배와 요도마저 아프다. 공정을 바꾸려고 하여도 이미 20여년의 기사일에 적응되어 다른 업종을 찾기도 힘들었다. 더구나 50이 되는데 다른 업종인들 건강한 젊은이를 쓰려고 하지 그를 받아 주기는 쉽지 않을 것이었다.

몇 번 병원 출입을 하였는데 방광염 골반통진단을 받고 여러가지 치료를 하여 보았다. 많은 진통제, 항생제들도 써보았고 운전자리에도 따듯하게 전기방석을 깔고 여름철임에도 다리에 따듯한 바지를 입어야 하였으며 허리에도 적외선 허리띠를 두르고⋯ 많은 방법들을 사용하였으나 근근히 임시 증상을 경감시킬 뿐 병근원은 치료가 되었다. 대학 병원에 가보라고 권고를 하기에 서울에도, 대전에도 찾아갔으나 전립선염, 전립선합병증으로 일어나는 종합적인 증상들이어서 근치 방법은 없으니 수시로 임시 증상 치료로 견디어야 한다는 것이다. 후에 중국에서 오는 항공편을 통하여 들은 소식에 의하면 중국 연변에 전립선치료를 하는 전문가가 있다기에 떠나가기로 마음먹었으나 외국이란 가본적이 없고 더욱이 공산국가 중국이어서 퍽 주저하게 되었다. 그의 마음을 알아챈 부인은 회사에서 20일의 휴가를 받아 함께 떠나게 되었다.

얼굴에 근심이 푹 싸인 두 부부는 말없이 서로를 바라보며 병원에 들어왔다. 내가 자리에서 일어나 그들을 영접하자 인사를 한다. 여성이 우선 말문을 열었다. "한국에서 전립선염을 치료하려 찾아왔습니다. 저 분이 계속 하던 일을 할 수 있게 해주십시오" 나는 그들을 자리에 앉도록 안내하며 "앉아서 이야기를 합시다" 말이 없던 남편은 그제서야 인사와 함께 "나이가 52세입니다. 이제 어떻게 새로운 직업을 찾거나 또 퇴직할 수 있겠습니까?" "치료가 안되는 병임을 이미 한국 여러 병원을 다니며 똑똑히 알고 왔습니다. 꼭 부탁드립니다".

나는 그들이 가지고 온 병원 서류들을 찬찬히 한장 한장 보았다. 전립선은 이미 비대도 있고 결석도 있었으며 실질조직도 불균형하였다. 전립선액 검사에서는 레시틴은 없었고 염증세포와 백혈구들만 많이 있을 뿐이었다. 소변검사에서는 이미 단백도 조금 나타나기 시작하였고 세균들도 많은 양으로 나타났다. 그의 소변증상은 전립선비대와도 관계가 있어 항생제 치료 후 요도로부터 레이저절제를 하면 된다 하였다. 그는 의사가 하라는 대로 항생제 치료에 2,000만원을 썼으며 벌침2

개월, 뜸2개월을 치료했는데 전신에 많은 흉터들을 남기고 효과는 커녕 오히려 간마저 나빠지게 되었다. 나는 나의 방식대로 전립선선관을 청리하기 시작하였다. 치골상부 1촌되는 부위 침혈에 중의학에서의 활혈주사를 놓게 되는데 방법이 간단하고 통증을 겸하지 않는 안전한 방법이다. 10일을 한 개 코스로 치료하기 시작하였는데 전립선액에서는 점점 더 많은 염증세포들이 배설되었다. 20일의 치료를 거쳐 소변도 맑아지고 빈뇨가 없이 비교적 순조롭게 배설할 수 있었다.

나는 그의 소변을 매일 아침마다 페트병에 받아 배설되는 침전물들을 가라앉게 한 후 점심, 저녁에 환자 눈으로 보게 하였다. 너무나 많은 침전물들이었다. 40일이 되니 침전물도 적어졌고 심한 노란색은 점점 연한 노란색을 나타냈고 전립선액화검사는 레시틴이 많아졌고(정상량) 백혈구는 0~4개 밖에 안되었다. 간은 치료를 하지 않았으나 검사에서 이미 정상으로 회복되었다. 나는 아주 기꺼이 그를 보내게 되었고 그도 이리저리 움직이며 능히 계속하여 하던 일을 할 수 있을 것 같다며 기쁘게 인사까지 올린다. 이 사이에 그를 놀랍고도 기쁘게 한 일이 또 한가지 있었다. 함께 찾아온 부인은 남편을 검사할 때 자기도 소변증상이 남편과 똑같다는 것이다. 그러면서 묻는 말이 "저 여성들은 왜 남성이 아닌데도 우리 남편과 똑 같은 주사를 맞고 있는가?" 하는 것이었다. 나는 그녀에게 여성들도 여러가지 원인으로 방광이 어느 장기 혹은 복벽에 유착이 있다면 소변이 잦고 참을 수 없으며 시원하게는 나가지 않는 등…. 불편이 오면 이런 치료로 유착을 떼어낼 수 있고 유착되지 않으면 소변은 아주 통쾌하게 그런 일이 전혀 없었던 것처럼 소실된다고 알려줬다.

그러자 그는 남편을 바라보며 "나도 20일의 휴식이 있으니 그 동안 당신과 함께 맞을까요?" 그녀는 고속도로 톨게이트에서 일하는데 혼자서 하는 일이라 화장실을 가려해도 누가 잠시 대신할 수 없었다. 늘 뛰어다니거나 혹시 다른 직원들이 대신하기는 하여도 너무 자주 화장실을 찾는 그를 번번히 대신할 수 없었다. 차가 적은 기회를 봐서 뛰어다니며 화장실을 가려해도 기다리기 싫어하는 기사들의 불만을 자아내기가 일수였다.

나는 즉시 그의 부인과 검사를 하였다. 아이를 제왕절개하고 낳은 그녀의 방광은 복벽에 유착을 남겼다. 20일간의 자연의학의 녹색주사에 자궁의 유착은 떨어졌고 자유롭게 골반에서의 이동성을 회복하였다. 남편의 보호자로 따라온 그녀는 20년도 더 되는 긴 세월 남편과 함께 빈뇨로 경쟁이나 하듯 크게 고생하였다. 더는 화장실로 뛰어다니며 기사들의 기다림에 미안함은 더 말할나위 없었으나 큰 짐을 연길에 놓고 돌아온 것 같이 전신이 가벼워졌고 빈뇨로 인한 긴장도 오간데없이 풀리었다. 직장에 20일만에 돌아간 그녀는 남편도 나와 같이 치료를 잘 하여 원래의 일을 계속 할 수 있게 해달라고 재차 부탁을 하곤 하였다. 이렇게 두 부부의 빈뇨경쟁도 승부가 나지않고 옛이야기가 되고 말았다.

2022년 1월 말 치료를 마치고 돌아가는 환자의 물음

치료를 끝마치고 돌아가는 한국 XXX는 방생문진부에 전립선염, 전립선통과 합병증으로 근 반년 동안의 치료를 마치고 돌아갈 때 아래와 같은 질문을 하였다.

"내가 있는 동안에 혹은 그들과의 교류를 하는 가운데서 중국 환자들과 한국 환자들 사이의 치료는 큰 기간차이가 있었습니다. 그들은 보통 2개월간의 치료기간에 우리보다 퍽 간단한 약물 치료로 회복되어 돌아가는데 한국인 치료는 소수가 2개월 치료고 대부분 5개월 혹은 그보다 더 많은 시간이 수요됨을 보고 느꼈습니다".

Q : 한국 환자와 중국 환자들 사이에는 어떤 차이점들이 있나요?

A : 한국에서 오신 환자들은 병진단을 받은지가 대부분 8년 이상에 달합니다. 중국인들은 겨우 2년 전후입니다. 병에 걸린 시간이 오래되면 오래될수록 그 후유증이 많고 인체의 넓은 장기에서, 골반벽으로의 전파가 심하였습니다.

Q : 전립선염의 발병 원인은 주요하게 무엇이었습니까?

A : 한국의 사회제도와 중국의 사회제도는 병 원인에서도 그 다른 점이 나타납니다. 한국 사회는 개방적이어서 성적 대상이 비록 결혼하지 않았어도 수명에 달하고 중국은 지금 비록 성적으로 좀 개방되었다 하더라도 그 시간이 얼마되지 않고 병이 걸릴 기회 역시 적었습니다. 때문에 치료가 비교적 빠른 시일내에 시작되었기에 합병증이 없거나 있어도 적고 심하지 않습니다.

Q : 한국에서 치료가 잘 안되는 이유는?

A : 여기에 온 환자들은 한국에서 많은 치료들을 거쳤습니다. 그러나 그 치료가 철저하지 못하고 전신마저 망가지게 한 주요 이유는 전립선염과 전립선통은 약물이 침투가 되지 않거나 된다 하여도 약물이 침투가 너무 적어 병을 치료할 수 있는 양에 도달하지 못하였습니다. 특히 현대의학의 치료법은 만성병 치료에는 적합하지 않습니다. 첨단방법인 현대의학은 외과 치료 - 칼에 많이 의지하게 되는데 이는 치료가 아닌 잔폐로 만드는 방법이라고 생각합니다.

Q : 균문제라면 한국에서 환자들이 먹은 항생제가 효과가 없었던 이유는?

A : 없는 것은 아니었습니다. 여기에 오신 환자들 대부분은 이미 항생제에 의하여 마이코플라즈마나와 같은 병에 효과가 있는 항생제에 의하여 사멸은 되었습니다. 그래서 병원체 검사에서 전립선액이나 정액 소변에서 마이코플라즈마, 유레아플라즈마, 세균51종 검사들은 모두 음성이었습니다. 그러나 항생제는 이만큼만 효과를 보았을 뿐 전립선 선관속에 꽁꽁 파묻혀 있는 많은 농성분비액이나 쓰레기들을 청리하지 못하였고 분비기능을 회복시키지 못하였다. 기능이 회복되지 않음으로 인해 혈액순환이 잘 되지 못하고 신경, 임파등의 순환에 영향을 주어 전립선통, 음낭, 정낭, 비뇨계통의 복잡한 질병들이 점점 더 많아지고 망가진 장기, 부위는 점점 더 굳어지고 차갑고 습기가 많은 환자로 변화시켰습니다. 다시 반복하여 말씀드리지만 발병체가 중요한 것이 아니라 기혈이 잘 통하여 전신이 평형을 이루는 것이 중요합니다.

Q : 한국 환자들에게 나오는 균과 특징은?

A : 한국 환자들 가운데서 많은 균은 나의 검사에서는 이미 대부분이 사멸되었다고 위에서 말씀드렸습니다. 그러니 환자들의 병력을 보면 그것은 마이코플라즈마 감염을 이미 진단하여 치료하였거나 정확히 병원체 검사는 하지 않았어도 성 생활사가 있었다는 것은 결혼하지 않은 남성들에서도 많이 볼 수 있는 상해였습니다. 특히 마이코플라즈마의 특징은 그 발병과정이 아주 엄폐되면서 넓게 단단하게 조직, 장기들을 유착시키는 것이 특징입니다. 유착된 조직, 장기들에는 전립선처럼 피가 잘 흐르지 못하고 활동성을 잃기에 전신 건강에 매우 큰 영향을 줍니다.

Q : 지금까지 본 한국의 이상한 치료법은?

A : 요도확장술, 마늘을 직장에 넣는다, 벌침, 자외선, 적외선치료, 직장을 통한 항생제주입술, 안마, 전립선을 동여매는 방법 등….

확실한 치료방법이 없으면 어떻게 잠시 증상이라도 호전시키려고 각가지 방법들을 이용하게 되는데 이상할바는 없이 환자가 고통스럽고 치료는 잠시 호전시키려면 좀 깊은 연구로 근치할 방법을 연구하거나 어떤 방법들이 어떤 좋은점이 있고 어떤 나쁜 영향이 있는지 좀 더 심사숙고한다면 좋은 방법도 생각하고 연구할 수 있었으리고 생각할 뿐입니다.

Q : 한국환자들을 어떻게 치료하나?

A : 한국 환자들의 치료에서 다른 점이라면 시간적으로 연장될 뿐 다른 치료법을 사용하는 것은 아닙니다. 예를 들어 한국 환자들의 전립선액은 대부분이 쉽게 나오는 것이 아닌데

그렇다면 기혈평형, 활혈요법이 안되는 것이 아니라 시간이 더 걸릴 뿐이기에 세심한 치료를 받는다면 역시 전립선의 분비기능을 회복하고 그에 따라 기타 조직과 장기들에 대한 파괴된 조직의 새로운 생장, 원래의 기능회복은 그에 따라 놀라운 회복의 효과를 보게 됩니다.

나의 간곡한 부탁

1. 현대의학과 중의학에서의 자연요법의 결합으로 신체의 원초를 찾고 더 건강히 장수를 위해 함께 노력합시다.

2. 결혼하지 않은 상태에서 단 한 번의 성생활이 있었어도, 혹은 균검사를 받아 치료가 완치되었어도 그 후유증이 없는가를 더 시간을 지체하지 말고 찾아서 늦었어도 더 미루지 말고 이상한 치료가 아닌 정확한 치료를 받아 근치하기를 바랍니다.

박XX, 27세 : 환자의 후기

저는 약 3년, 혹은 그 이상 만성 전립선염을 앓았습니다. 어릴 적부터 갖고 있던 잘못된 자위 습관이 그 원인이었습니다. 사정 직전에 억지로 참는 행위를 반복하면서 정액을 배출하지 않았고, 10대 후반에서 20대 초반의 어린 나이에도 불구하고 점점 성기능이 안 좋아졌습니다. 간혹 소변을 자주 보거나 잔뇨감이 심하게 느껴지기도 했습니다. 그러나 그럴 때 마다 단순히 피곤한 탓으로 대수롭지 않게 생각하며 넘겼습니다. 한국에서 비뇨기과를 찾아가도 그저 심리적 문제라는 등의 이유로 별다른 조치를 받지 못했습니다. 그러다 약 3년 전 사정을 억지로 참던 도중 아주 심한 요의감이 느껴졌고, 그 이후로 빈뇨, 잔뇨 등 소변 증상이 일상 생활을 하기 어려울 정도로 심해졌습니다. 간혹 심한 고환 통증이 느껴지기도 했고, 사타구니에 습진 같은 피부 질환도 생겼습니다. 회음부가 부르르 떨리는 증상이 느껴지는 날에는 특히 그 증상이 심해졌습니다.

그 이후 3년 동안 한국의 여러 대형 비뇨기과를 다니며 치료를 시도했습니다. 한국에서는 균 검사를 해도 나오지 않았고, 항생제를 장기간 복용하는 것이 최선의 치료였습니다. 복용 도중 거의 증상이 다 나았다고 느껴질 때도 있었지만, 그것도 잠시뿐 약 복용을 중단하면 다시 심한 소변 증상이 나타났습니다. 항생제 부작용으로 손목, 발목 관절염, 허리 통증, 장기능 저하 및 변비 등의 증상까지 생겼습니다. 심할 때는 자위를 하기 어려울 정도로 성기능이 안 좋아지기도 했습니다. 귀에서 소리가 나는 이명 현상도 생겼습니다. 심리적 상실감과 우울감은 갈수록 커져만 갔습니다. 발병 후 약 1~2년 뒤, 양의학에 더 이상 의존하는 것은 어렵겠다는 생각이 들어, 항생제를 끊고 운동과 한약 복용, 침 치료 등을 병행하였습니다. 증상이 일상 생활이 가능할 정도로는 좋아졌으나, 여전히 빈뇨 및 잔뇨 증상은 심했으며 아침 및 새벽 발기는 전혀 기대할수 없었고, 성관계 역시 어려움을 겪었습니다.

괴로움에 잠 못들고 정보를 찾아 인터넷을 전전하던 도중, 중국 연길 지방에서 치료를 받고 좋아졌다는 분들의 글을 보게 되었습니다. 녹색 의학이라는 다소 생소한 개념의 접근 방식이어서 처음에는 대수롭지 않게 여겼습니다. 하지만 후기를 볼수록 기존에 알지 못했던 전립선 구조에 대한 상세한 설명과, 자세한 치료 과정을 보면서 정말 효과가 있을 수도 있지 않을까라는 기대감을 갖게 되었습니다. 먼저 치료를 받았던 여러 환자 분들께 개인적으로 연락을 드릴 때마다 모두 반드시 중국으로 넘어가 치료를 받으라 충고하셨습니다. 저는 잃을 것도 없고 도전해 볼 만하다는 생각으로 중국행 방안을 모색했고, 우여곡절 끝에 21년 가을 연길 방산옥 박사님을 뵈러 비행기에 올랐습니다.

처음 박사님을 뵙고 녹색 주사를 맞은 날, 과연 이 주사가 정말 이 오랜 고통을 끝내줄 수 있을지에 대한 기대감과 의구심이 동시에 들었습니다. 단순히 주사 몇 방 아닌가, 중약을 복용하는 것이 큰 의미가 있을까라는 걱정도 들었습니다. 하지만 도착 직후 박사님께서 고환 및 전립선을 촉진하시고, 전립선 및 전반적 비뇨기 구조에 대해 상세하게 설명해 주시는 걸 들으며, "이 분은 임상적으로 정말 많은 경험이 있으시구나." 하는 생각이 들었습니다.

박사님의 치료 원리 중 핵심은 기혈 평형, 혈액 순환 및 면역력 강화입니다. 언뜻 들으면 뻔해 보이지만, 주사를 맞으며 이러한 부분들이 왜 중요한지 뼈저리게 느낄 수 있었습니다. 주사를 맞으면서 회음부 쪽이 따뜻해지고 혈액이 몰리는 느낌을 받았습니다. 너무 피가 몰려 소변을 볼 때도 전립선 및 요도가 붓는다는 느낌을 받을 정도였습니다. 빈뇨 증상 역시 한국에서보다 훨씬 심해졌고, 피부에 여드름도 생겼습니다. 하지만 주사를 맞은 첫 날부터 많은 양의 대변을 보고, 소변에서 점점 거품과 찌꺼기가 많이 빠져나오는 것을 보면서 몸에서 무언가 긍정적인 변화가 일어나고 있다는 걸 느꼈습니다. 증상이 심해지는 것은 혈액이 전립선 조직에 많이 공급되면서 면역 작용이 활발히 일어나기 때문일 것이라 긍정적으로 생각했습니다. 치료 과정이 의심되고 원리가 궁금할 때마다 박사님께서 상세히 설명해 주셨기 때문에 가능했습니다. 치료를 받기 약 1~2달 째에 소변 증상이 가장 극심히 안 좋아지고 야간뇨 증상도 생겼지만, 역설적이게도 아침에 조금씩 발기가 되기 시작했습니다. 장 기능 역시 좋아져 더 이상 변비로 고생하지 않게 되었고, 피부가 좋아지며 잠을 적게 자도 전혀 피곤하지 않았습니다. 전립선염 후유증 때문이라 생각하지 못한 부분들도 치료 과정에서 함께 좋아진 것입니다. 치료 중간부터는 전립선 붓기가 빠지고 표면도 매끄러워졌습니다. 아침마다 소변을 받아 보면 상당한 양의 찌꺼기와 거품이 나오는 것도 볼 수 있었습니다. 박사님의 꼼꼼한 촉진, 현대적이진 않지만 체계적인 초음파 및 정자 검사, 세균 검사 등의 결과 등을 통해 현재 문제점이 정확히 무엇인지를 알 수 있게 되었습니다. 모두 한국의 병원에서는 제대로 경험하지 못한 것들이었습니다. 치료 과정에서 전립선액을 직접 관찰하며 그 변화를 볼 수도 있었습니다. 전립선 관이 막혀 액이 제대로 나오지 않는 날들이 많았지만, 치료를 거듭하며 조금씩, 천천히 레시틴 양이 개선되는 걸 볼 수 있었고 치료 후반부에는 레시틴이 빽빽하게 많이 나왔습니다.

현재 저는 아직 완벽히 낫지 않았습니다. 하지만 한국에서보다는 비교할 수 없을 만큼 많은 호전이 있었습니다. 일주일에 한 번도 겪기 어려웠던 새벽 발기는 치료를 받으면서 왕성해졌고, 발기력 역시 크게 좋아졌습니다. 조루 증상은 아직 남아있지만, 이전에 비해 약간 개선되었습니다. 피로감은 크게 줄고 피부도 좋아졌으며, 장 기능 역시 거의 완벽히 돌아왔습니다. 가장 힘들었던 소변 증상 역시 아직 완벽하진 않지만 많은 호전이 있었습니다. 소변을 볼 때 잔뇨감은 아직 심하고, 화장실을 가는 횟수 자체도 역시 이전과 비교하여 크게 좋아지진 않았습니다. 하지만 한국에서는 소변을 계속 참고 있었다면, 현재는 평상시 요의감이 많이 줄어들었고 컨디션이 좋을 때는 거의 느껴지지 않습니다. 레시틴이 정상화 된 후 증상이 회복되기까지 시간이 필요하기 때문에 더 호전될 것을 기대하고 있습니다. 이제는 정말 다 나을 수 있겠다는 생각이 듭니다.

이 치료는 절대 쉽지 않습니다. 처음 중국에 오기 전에는 별 걱정도 없었고 치료를 잘 받다 보면 낫겠지라는 생각이었지만, 치료를 거듭하고 증상이 심해질 때면 정말 나을 수 있을까에 대한 걱정이 들었습니다. 하지만 그럴 때마다 박사님은 저희의 불안함을 줄여 주려 노력하시고, 어떠한 질문에도 진심을 다해, 경험에 빗대어 설명해 주셨습니다. 절대 환자를 포기하지 않으시고, 항상 환자의 입장에서 생각하고 하나라도 더 챙겨주려 배려해 주셨습니다. 그 깊은 인품과 배려 덕분에 지금까지 어려운 치료 과정을 잘 버틸 수 있었습니다. 환자들을 포기하지 않고 끝까지 노력해 주신 박사님께 말로 표현할 수 없을 만큼 진심으로 감사드리고, 존경한다고 말씀드리고 싶습니다.

박XX, 2022/02/08

"편히 앉을 수 없는 남성"

만성전립선염으로 만성 골반통, 만성전립선염후유증을 결부한 남성들 중 편히 앉아 있을 수 없는 증상은 그들의 공통된 증상이기도 합니다.

XXX 52세 인천공항에서 차를 몬지도 이젠 20년이 된다. 몇 년째 앉음이 불편하여 공정을 바꾸려고 결심하였어도 퇴직할 수는 없고 이보다 더 편안히 연봉도 높은 공정은 찾을 수 없고 참고 참으며 일을 계속한지도 이미 3~4년이 잘된다.

이 사이에 한국 병원들을 제 집드나들듯이 찾아 다녔어도 공통된 진단 - 양측 좌골신경통이었다. 골반통증도 제거하고 두 다리가 마비된듯한 아픔이 없이 2시간씩 차를 몰 수만 있으면 오전 한 번 오후 한 번 30분씩의 휴식을 하며 견지할 수 있으련만 호주머니에 진통제를 넣고 다니며 수시로 구복하고 의자에 안마기와 적외선치료기까지 깔고… 집에 돌아오면 벌침도 맞고 안마, 뜸, 침으로 계속 치료를 끈질기게 했어도 진통이 되지 않았다. 현재 의학의 병치료에 이미 지친 그가 이제 다시 그 치료들을 할 수는 없는거고… 좌골신경에 격소주사도 직접주사도 많이 하였으나 그 부작용으로 전신이 부어나기도 하여 잠시 통증이 제거되긴 하여도 더는 계속 할 수 없었다.

우연히 인터넷에서 자연의학의 녹색방법이 골반통증치료에 효과가 좋다는 기사를 읽어본 그는 몇차례 전화가 왔었다. 들어보니 진단에도 문제가 있는 듯하여 한번 오셔서 다시 진단해보려고 권유하였더니 쾌히 승낙하고 얼마 지나지 않아 곧바로 중국으로 떠났다. 외국이란 가 본적이 없고 더욱이 공산주의 국가인 중국으로 처음 온다는 것은 그에게는 큰 모험이기도 하였다. 부인도 안심되지 않아 남편을 동반하여 아이들 둘을 데리고 온 가족이 모두 오게 되었다. 비행장에서 큼직하게 쓴 남성의 이름 자를 보고 나를 찾아 만나는 순간부터 마음이 놓이더라는 그들 부부는 진단 치료과정에서도 합작이 잘 되었다.

한국에서 줄곧 좌골신경통으로 진단하고 치료하였으나 나의 상세한 진단은 만성 전립선염과 만성전립선염의 합병증 등이 었다. 양측 다리와 골반통은 물론 시원한 소변 한 번 보지 못 하고 힘을 주어야 하였고 늘 남은 소변이 있어 바지를 적시었 다. 허나 기혈평형요법과 함께 진행된 골반 청리요법을 통한 중의료법은 전립선염증이 한달시간에 점점 많은 배설이 보였 고 소변에 침전물도 현저히 증가되었다. 그에 따라 증상은 심 하고 아픔도 참기 어려울 정도로부터 점점 호전되었다. 현미 경을 함께 보고난 나는 웃으며 "지금은 올 때에 비해 앉음이 어떠한가"고 물으니 그는 생각 할 세 없이 인차 "예! 여전합니 다" 라고 한마디 대꾸하였다. 나는 그의 대답이 우습기도 하였 으면 그의 자세를 관찰하며 기쁨을 금치 못하고 한마디 말을 보태었다. "오늘은 자리에서 움직이지 않고 앉은 대로인데?!" 그제야 자기 자세를 살펴보던 그는 "아! 정말이네" 그는 다시 이리저리 앉은 자세를 변화시켜 보며 크게 웃었다. "인젠 이 말에 습관된 모양입니다. 미안합니다".

전립선 분비액도 깨끗이 정리되었고 소변에서 대량으로 나 오던 상피세포들과 침전물들도 많이 배설되던 되로부터 점차 정상으로 변하기 시작하였고 거품도 적어지고 색깔도 많이 연 하여 졌다.

현미경을 다시 보던 그는 아내에게 전화를 건다. 어진 표정을 지으며 "부탁드립니다" 하며 90도 인사를 하고 떠난 아내에게 "내가 돌아가 계속 출근할 수 있게 되었으니 원장님께 감사의 인사를 드리라"며 핸드폰을 나에게 넘겨준다.

나는 한사람의 치료로 한 가정을 행복한 가정으로 살릴 수 있은 것은 환자뿐만 아니라 나도 얼마나 행복한지 의사로서의 사명이란 바로 이런 것이라는 것을 또 한 번 심심히 느끼게 된다.

물고기를 키우려다 어항마저 박살냈다

KBS에서 보도를 합니다. "한국 보건 복지부에서 전하는 간절한 바램입니다". "한국 인구가 줄어든답니다. 플러스 성장이 아니라 마이너스 감소랍니다. 인공 수정은 30%의 효율이 있는데 그나마 경제가 따르지 못하여 수술을 하려해도 하지 못하는 부부들도 적지 않으니 이들에게 국가정인 경제 지원을 하여 주십시오".

이 보도를 듣는 순간 나는 의사로서의 부끄러움에 얼굴이 붉어지고 또 한편으로는 의사들에 대한 민망감도 있었다. 나는 중국 산부인과 의사이다. 전문 불임불육을 치료하는 의사로서 많은 인공수정에서 실패한 불임환자들을 접수하여 치료를 하였다.

2~5차의 인공수정은 신체에 영향이 없는 것으로 알고 계속 1차에서 2차 실패의 원인을 찾지 않고 계속 인공수정을 진행한다. 그 중에는 심지어 1, 2차의 인공수정에서 전부 실패하였는데 인공 수정의 실패원인을 찾기는커녕 여성건강까지 잃는

다. 더는 약물로서 환자를 키울 수 없어 포기당한 XXX를 보기로 하자.

육안으로도 정상적인 여성이 아니다. 허리와 복부는 팽창되어 임신 10달을 방불케 만들었고 유방은 유선증이 심하여 한쪽은 이미 작은 결절의 수차되는 절제로 반복이 심하게 증식하여 암이 온다는 이유로 이미 한쪽은 완전히 절제하였고 다른 한쪽도 이미 절제하기로 결정지었으나 연길로 오느라고 시간을 늦추었을 뿐이다. 나팔관도 두차례의 개통수술을 받았으나 금방 폐쇄되어 더는 수술 개통방법을 사용할 수 없이 폐물이 되었다.

하는 수없이 대량의 배란촉진제로 우선 성숙된 난자를 길러 인공수정을 한다. 하지만 그것도 12차하고 나니 난자도 키우지 못하고 임신을 포기할 수밖에 없었다.

더욱 나를 이해하지 못하게 한 것은 생육은 커녕 "여성"자체를 잃은 그에게 계속 인공수정을 하였다는 점이다. 환자가 나를 찾아왔을 때는 배가 어찌나 둥글고 컷던지 산에도 오르지 못할 정도로 둔하였다. 너무 험한 말이지만 나는 사람 아니 여성이 아닌 죄다 상한 얼굴… 괴물을 맹불케하는 그 여성.

침대에 누워 검사하려니 손가락을 질에 삽입시킬 수 없었다. 복강, 골반강의 심한 염증상태로 자궁은 질에 하강하였고 많은 적액은 질입구에서도 촉진되었고 약간의 촉진에서도 환자는 심한 아픔을 느끼고 온 몸을 움찔한다. 그의 내장기관은 음식을 소화시킬 수 없을 정도로 팽팽하였고 초음파 검사에서 골반적액이 50cm이상을 점할 정도로 많은 것은 처음보는 것 같았다.

"치료에 효과를 볼 수 있을까?" 나는 심한 심리적 고통에서 맴돈다. 하지만 환자에게는 추호의 내심을 보이지 않으며 어렵게 나를 찾아온 그에게 나까지 포기하면…

나는 그녀에게 동정이 갔다. 어떤 원인으로 자신을 버리면서도 이렇게까지 아이를 낳아야 하는지? 그의 고통은 그를 제외하고는 누구도 이해할 수 없다. 나도 그 원인을 찾을 때가 아님을 알고 있다. 물고기 키우려다 어항까지 박살냈다. 그저 그녀를 제대로 외형이라도 사람같이 만들고 성생활이라도 할 수 있게 하여야 한다.

그런데 이런 배에 어떻게 골반주사를 놓을 수 있을까? 나는 간호사와 함께 부위를 결정한다. 치골연합을 따라 내가 부위를 찾고 간호사가 주사를 놓기로 약속하고 긴 주사바늘로 하루하루를 조심조심 그의 치료가 시작되었다. 다행히 효과가 좋았다. 환자의 이를 악문 참을성도 매우 좋은 협력이 되었다. 40일의 힘든 치료로 그의 배는 어디론가 이사갔다. 허리도 노출되어 비록 철저하는 않아도 S라인이 비슷하게 형성되었다. 내진도 쉽게 할 수 있었는바 자궁도 만질 수 있었다. 초음파 검사에서 적액도 8(정상수치다)로 줄어들었고 유착도 없는 골반강 장들의 율동도 좋아 소화가 잘된다. 더는 장경색 현상이 없다. 대변도 변비가 없이 그동안 어찌나 많이 보는지, 숙변은 새까만색으로 무지부지로 배설되었고 소변에는 많은 쓰레기들이 청리되어 나왔고 얼굴색도 점점 희고 윤기나는 미인의 형태가 그대로 나타난다.

오늘 그녀는 처음 바지를 가지고 왔다. 전혀 말하지 않던 그가 오늘은 예쁜 얼굴에 웃음기 마저 무궁화꽃을 활짝 피우고 기쁨을 감추지 못한다. "이것이 내가 올 때의 바지였습니다" 바지에 앞뒤로 그녀가 한사람은 더 들어갈 수 있어 셋이 함께 입을 수 있을 정도의 바지다.

나도 기쁨을 금할 수 없다. 그래도 그의 원형을 찾지 않았는가? 나는 나의 치료에 결론적으로 말하였다. "생육할 수 있도록 돕지는 못하였지만 능히 정상 성생활 – 유쾌히 행복하게 할 수 있으니 돌아가십시오".

아무 대답이 없이 그는 나의 말에 아주 잘 응하듯이, 그도 지금의 치료에 만족하는 듯이 더 말없이 조용히 나의 곁을 떠난다. 나는 더 무리한 요구할까 걱정했는데 다소 안심이 되었다. 그런데 왠일인가? 10여일이 지나 그녀가 찾아왔다. 한국에 가지 않고 나팔관 촬영사진을 안고 온 것이었다. 그것도 한번이 아닌 연속 2차나, 하나는 연변부유병원에서 한번은 연변병원에서 촬영한 사진이다. 두차례의 수술에도 실패한 나팔관이 정상적으로 개통되었기에 기쁜 나머지 계속 치료하면 애기도 낳을 수 있으리라고 여겨서였다.

그런데 나의 생각은 그것이 아니었다. 그의 난소도 염증으로 또 여러 차례의 인공수정 조작으로 두터워졌었다. 0.9cm로 두터웠다. 지금은 난소의 기능이 회복되지 않아 난자 생산이 되지 않으니 다행이다. 난자생산이 회복된다면 그의 난포는 난소벽을 파열시킬 수 없으니 다행이지만 더 치료를 하여 난자가 정상산생을 하게 된다면 2~3달 후에 루테인 낭종으로부터 강박파열이 되면서 대출혈을 할 수 있다.

나는 나의 치료효과를 보호하고 싶었다. 그의 대출혈로 인한 생명위험. 녹색치료에 모든 장기들을 정상으로 회복시켰는데 거기에 칼을 대게 할 수 없었다. 나는 마치 그 칼맛을 내가 보는듯 온몸이 오싹하여졌다. 나는 나의 관점을 그대로 그녀에게 그대로 명확하게 전해 두었건만 그는 돌아가려 하지 않고 연속 3일간 나의 앞에 빌고 있었다. 하지만 이것만은 더 대답할 수 없었다. 4일이 되는 날 그는 한국 기술대학 교수님 부부를 모시고 함께 찾아왔다.

이들이 담보하련다. 그런데 대출혈, 작은 의원이라 응급처리도 할 수 없는 나 혼자의 힘으로… 나는 단호히 계속 접수하지 않으려 했다. 두 교수는 환자를 (이젠 환자로 볼 수 없을 그를 내가 다시 환자 취급을 해야 한단 말인가 그것도 아주 위험한 결과를 잘 알고 있음에도 불과하고) 호텔에서 자기 집에 모셔오고 두 분이 함께 밤 당직을 서며 급하면 연변병원으로 모시고 가되 나의 치료 때문이 아니라는 것을 속이겠다고까지 하면서 나를 보호해 나섰다. 이렇게 나는 매일매일을 조마조마한 기분속에서 또 한달의 치료를 계속 하였다.

초음파 검사다 다행히 난소의 외막 0.9cm 넓이가 없어졌다. 양측 난자도 자라기 시작한다. 집에 돌아가면 얼마 지나지 않아 임신이 될 것을 예상하며 나는 그와 헤어졌다. 그가 돌아가 얼마되지 않아 그를 책임진 4명의 산부인과 의사들이 나를 찾아뵙겠다는 소식을 접하였다.

"이는 신이 치료한 것이지 의학이 치료한 것이 아니오", "그분과 학술교류를 하였으면". 그러나 나는 "신"에 대한 이해가 없었기에 나를 귀신이 치료한다고 여겨 단호히 교류를 막았다.

이 뿐이 아니다. 한국에서 오는 불임환자들 중 인공수정을 2~3차씩 거쳐 임신하지 못한 환자들을 접수할 때마다 나는 이런 생각에 잠기곤 한다.

수란관이 막힐 정도면 그녀의 자궁에도 이미 염증이 있을 텐데 왜 자궁 청리도 없이 초음파에 의지하여 정상이라면 인공수정인가? 초음파에서 나타나지 않은 자궁강, 자궁내막의 염증들은 백대의 상태, 월경전후 피색깔 검거나 아픔이 (월경통) 동반하는 것으로도 그 원인을 알 수 있는데 수정란이 어떻게 거기에서 자랄 수 있겠는가를 생각하지 못할까?

인공수정 전 자궁청리는 자궁뿐만이 아니라 수정관, 난소, 모두를 청리할 수 있어 수정란이 착상은 물론이고 수정관도 열게 할 수 있어 자연임신 가능성도 아주 높일 수 있는데 KBS의 이런 보도, 의사 들의 이런 경제적 요구는 우선 자신들의 뺨을 때리는 것이 아닐까요?

전립선 분비액 연구는 하늘의 별따기

진립선 분비액에는 많은 세포들이 한 집안 식구들처럼 옹기종기 모여있다. 사람들은 자기 몸에 10년 20년… 수십년 간직하고 있으면서 나에게 무엇이 있는지도 모르고 아주 "귀중히" 간직하고 있다.

XX파출소 소장 도XX 54세 10년여동안 빈뇨로 불편함을 겪고 있었다. 낮에는 그런대로 참고 있었으나 밤이면 아내마저 잠들 수 없어 40대 초반부터 자리를 갈라야 했다. 성기능이 떨어지고 성욕도 없는지라 오히려 이렇게 지내는 것도 편한 일이라고 여겨졌다.

하지만 점점 시간이 갈수록 빈뇨만이 문제가 아닌 소변보기가 힘들고 매 차의 양도 훨씬 적어져 병원출입을 자주 하게 되었다. 50세가 되어오니 남성들의 갱년기에서 많이 보게 되는 전립선 비대로 오는 병이라고 하였고 성기능은 갱년기 때문에 점점 쇠퇴해지고 있는 것이라 하였다. 임시 배뇨약들을 먹으면서 지켜보다가 60이 넘어 너무 심하면 전립선 절제를 해야 한다고 하였다.

그러나 60세를 기다릴 수 없이 증상은 매우 빨리 심하여 지게 되었는데 더는 참을 수 없이 하복부, 음경, 음낭의 통증까지 심하였다.

병원의 진단 치료에 믿음이 없게 된 그는 사람들의 안내로 나를 찾았다. 전립선비대가 아닌 전립선염증과 전립선염증의 합병증 – 비뇨기계통과 생식계통의 합병증이었다. 전립선액 검사에서 병원체는 없었으나 많은 백혈구 농구가 배출되었다.

활혈요법 기혈요법으로 그의 전립선선관 속에 숨어있는 많은 염증들을 배설시켰다. 전립선염 합병증으로써의 생식계통 방광, 요도의 많은 염증들도 함께 배설되었다. 2달치료에서 염증 배설은 끝났으나 점차 염증세포보다는 작은 검은 세포들 – 이미 전에 많은 환자들의 치료호전에서 이런 세포들이 적은 양으로 배출되었다. 하지만 치료에 크게 방해되지 않고 좀 시간이 지나 저절로 소실되었다. 이상하게는 여겼어도 치료와 건강에는 별로 방해되는 것 같지 않아 나는 별로 신경을 써서 연구하려 하지 않았다.

그러나 X소장은 건강도 회복되었고 분비물의 레시틴도 많아졌고 음낭도 습기가 없고 심한 차가움은 없이 매우 치료가 잘 되었다고 생각하였다. 그런데 작은 검은 점들의 "세포"는 점차 더 많아졌다. 치료 후 한달이 되자 건강에는 이상이 없어도 대단히 많은 양으로 정상적인 레시틴도 알아보기 힘들 정도의 검은 점들이 시야를 가득 채웠다. 백혈구도 아닌 이 물체는 무엇일까?

전립선 분비액 중의 한 개 세포 종류인데 이 "괴물"은 무엇일까? 나는 계속 배설요법을 진행하였다. 비록 건강이 회복되었다는 결론이 내린 후의 일체 치료와 검사비용을 내가 지불하기는 했어도 그가 협력하여 주는 것 만으로도 나는 대단히 감사하게 여겨졌다.

연변, 연길시에 있는 큰 서점, 도서관, 대학교도서관을 찾아 의학에 관련된 많은 책들을 찾았다. 어디에도 전립선분비액에 관한 검사자료가 없었고 더욱이 이 괴상한 세포에 대한 기록은 찾을 수 없었다.

나는 계속하여 검사에 관계되는 잡지들을 한장한장 펼치며 낱낱이 들추어 본 결과 일본의 의학잡지에서 작은 글자로 쓰여진 전립선액에는 염증이 심한 환자들 중 과립세포를 볼 수 있는데 이것은 레시틴이 세균을 잡아먹은 후 토해버린 죽은 세균들이라고 간단히 적혀있었다.

만성 전립선염의 치료후에서 나타나는 것으로 보아 이 가능성도 있을 수 있었으나 죽은 세균이 이렇게 200배 현미경하에서 보일 수 있을까? 왜 치료의 초기부터 배설요법은 줄곧 진행되었고 많은 백혈구들을 배설할 수 있었는데 그때에는 없거나 아주아주 소량이였을까?

그리고 많은 환자들은 후기에 많이 배설될 때에도 한 시야에서 20~30개를 찾아볼 수 있을정도로 나왔는데 이 환자는 이렇게 끝없이 대량으로 숫자를 셀 수 없을 정도로 많았다. 그것도 아주 덩어리를 지어 배설되게 되는가? 나는 그 후 반년동안 치료하였다. 계속 제 2병원에서 정기적인 검사를 하면서. 그러나 이 반년 동안에 적어짐을 확인하지 못하였다.

나는 다만 과립세포임을 확인하였을 뿐 반대로 세균이 레시틴을 잡아먹고 죽은 것이라는 것도 동의할 수 없었다. 그것은 레시틴의 크기가 세균보다 훨씬 크기에 잡아먹을 수 없고 또 치료 후기에 장기간 그렇게 과립세포가 많았어도 레시틴은 계속 많은 양을 유지하였기 때문에 오늘까지도 그 진상을 알 수 없다. 그 후의 임상에서 이 환자처럼 과립세포가 많고 장기간 계속 배설되는 환자를 다시 보지 못하였다. 다만 작은 양으로 있다가 완전히 없어지긴 하였어도.

설비가 좋은 현대 의대, 의학 연구실에서 계속 철저한 연구가 있었으면 한다.

전립선과 성기능장애, 관계

한국의 한 성기능 전문가는 자기의 저서에서 이렇게 적었습니다. "전립선염이 신체적 이상을 야기하여 발기부전의 직접적인 원인이 될 수는 없다. 그러나 심리적 요인에 의한 성기능장애로 고민하는 전립선염환자들이 의외로 많다. 전립선염이 성기능장애를 일으키는 심리적 요인으로는 감염에 의한 통증이거나 상대방에게 전염시키지 않을까 하는 걱정들이 있다" 또 한 문장에서는 "전립선질환은 성기능장애의 발생과 밀접한 관계를 가지고 있다. 특히 전립선의 대표적인 질환인 전립선염, 전립선 비대증, 전립선종양은 질환 자체나 치료가 성기능에 많은 영향을 미치지만 성기능에 미치는 이론적 근거가 확립 되어있지 않아 많은 연구가 필요하리라 생각된다"고 쓰여 있었습니다. 그러나 나는 환자들로부터 정신적요소 보다는 전립선염과 그 합병증들이 확연히 성기능 장애를 유발한다는 것을 느꼈습니다.

그 후 나는 끝내 전립선염 환자들의 전립선 분비물에서 아래와 같은 기초적 논문을 써냈고 1992년 장개석의 고향 봉화에서 열린 세계중의학 대회에서 발표할 기회를 가졌습니다. 논문의 기본내용은 아래와 같다.

논문발췌 : 전립선분비물에서 본 정액과 성기능관계

나는 일찍 한 문장에서 이런 글을 읽었습니다.《전립선염이 신체적 이상을 야기하여 발기부전의 직접적인 원인이 될 수는 없다. 그러나 심리적 요인에 의한 성기능장애로 고민하는 전립선염환자들이 의외로 많다. 전립선염이 성기능장애를 일으키는 심리적 요인으로는 감염에 의한 통증이이나 상대방에게 전염시키지나 않을까 하는 걱정 등이 있다.》또 한문장에서는 《전립선질환은 성기능장애의 발생과 밀접한 관계를 가지고 있다. 특히 전립선의 대표적인 질환인 전립선염, 전립선비대증, 전립선종양은 질환자체나 치료가 성기능에 많은 영향을 미치지만 성기능에 미치는 이론적 근거가 확립되어 있지 않아 앞으로 많은 연구가 필요하라 생각된다.》고 씌여 있었습니다.

그렇다면 전립선염환자를 성기능장애를 호소하는 환자수와 치료과정에서 배출되는 전립선염분비액에서의 정액의 분비와

녹색치료후 전립선염의 확연한 건강상태를 보일때 성기능장애
는 어떤 변화가 있을가요?

전립선액 상규생화학분석에서 정액은 반복적으로 분비되었
습니다. 그렇다면 정액분비는 무엇을 말하는것일가요?

399명의 치료환자중 정액이 처음으로 분비된 시기의 부동
에 따라 그 환자수와 출혈률을 살펴보았습니다. 표2-1-1-8
(1)을 참조하여주십시오.

표2-1-1-8 (1)

	정액이 처음 분비된 시기 환자수(명) 및 출현률(%)			
	치료전기	치료중기	치료후기	환자수
환자수(명)	52	38	53	143
출현률(%)	13.2	9.5	13.3	35.8

정액의 출현은 치료과정과는 큰 차이가 없었습니다.

혹시 년령과는 관계가 없을가 하여 년령조로 정액의 배설관
계를 조사하여보았습니다. 표1-3-8-(2)를 참조하여주십시오.

표1-3-8-(2)

년령조(세)	치료환자수(명)	정액	
		환자수(명)	출현률(%)
19세이하	12	4	58.3
20-29	68	24	35.3
30-39	134	54	38.1
40-49	106	38	35.8
50-59	53	16	30
60-69	24	6	20.8
70이상	2	0	0
합계	399	143	35.8

표1-3-8-(1)에서 보면 전립선염의 진단치료과정에서 정액이 나타난 환자는 전립선염환자 총수의 35.8%를 차지합니다.

정액분비는 만성전립선염이 생식계통(주요하게는 정낭과 부고환)까지 합병증이 있다는것을 표현할뿐만아니라 전립선염과 생식계통에 미치는 합병증의 범위와 염증의 경중을 설명하게 됩니다. 그러나 표1-3-8-(2)에서와 같이 연령과는 밀접한 관계가 없습니다.

환자가 호소하는 성기능장애와 전립선염의 관계를 알고저 또 아래와 같은 조사를 하여보았습니다. 399명의 만성전립선환자중에서 초진시 성기능장애 (주요하게는 조설)를 호소한 환자는 212명으로 만성전립선염환자 총수의 53.1% 점하였습니다. 성기능장애를 호소한 212명 환자중 전립선액상규검사에서 정액이 분비된 환자는 101명으로 47.6%를 점하였습니다. 이는 전체 399명전립선환자중에서 정액분비가 있은 35.8%에 비해 11.8% 더 높습니다.

정액분비는 만성전립선염환자치료중 반복적으로 나타날수 있으며 정액량, 정자수활동률 등은 각 단계에서 부동합니다. 만약 정낭에서의 배설만 이루어진다면 정자가 없이 정액만 분비될 수도 있습니다. 때문에 전립선액중에서 정액이 나온다 하여 정액검사를 대체할 수 없습니다. 만성전립선염이 완치되기전 혹은 완치와 함께 혹은 치료된 이후에도 긴 시일이 흘러서야 비로소 정액은 보이지 않을수 있습니다. 이는 만성전립선염뿐만 아니라 생식계통의 합병증도 함께 치료되여야 하기 때문이라고 생각됩니다. 정액이 나타나지 않을 때면 성기능을 특히 조설도 현저히 호전되게 됩니다.

저는 이런 문장들을 읽어본적이 있습니다. 《비세균성전립선염이나 만성세균성전립선염은 완치가 어려운 만성질환이다. 그러므로 전립선염으로 수년간 고생한 사람들은 우선 의사를 잘 믿지 않는다. 환자들이 남성성기능에 대하여 중요한 장기로 알고있는 전립선에 염증이 있고 이것이 잘 낫지도 않으며 몇년이고 지속되니 실망감과 좌절감 그리고 패배감에 빠져 정신적으로 불안정하고 심하면 노이로제현상까지 동반하며 결국 성기능 장애로 연결된다.》

만성전립선염의 근치는 정낭, 부고환의 치료에도 확신적변화를 일으켜 정신적이든 심리적이든 환자는 치료후 사정이 있고 절주감을 느낄수 있으며 성고조에 도달될수 있으며 발기현상도 명확한 호전을 보게 되여 더는 성기능장애로 특히 조설로 고민하지 않게 됩니다. 성신경관능증은 물론 정신병환자도 전립선염치료로 완치를 보게 되여 결혼 생육을 하게 되는데 무엇때문에 치료연구보다 《위안》을 첫자리에 놓고 분석되여야 하는지?

만성전립선염이 성기능에 대한 직접영향은 진일보의 연구가 필요하지만 만성전립선염의 종합증들과 성기능은 직접적인 병적인과 관계가 있으며 만성전립선염의 치료는 전립선염의 종합증들의 치료에 유조하여 그 기능들도 회복될 수 있음은 임상치료결과가 증명하여 주고있습니다.

회의가 끝나 20일 전후에 나는 홍콩에서 온 편지한통을 받았다. 홍콩 의과대학에서 보내왔는데 나의 모든 요구를 만족시키는 전제하에 홍콩 의과대학 연구소에 초빙하겠다는 초청서였다. 당시 중국에서 우리의 월급은 겨우 100위안이었는데 10000위안의 후한 월급에 내 연구소를 그것도 나의 요구대로 인원을 맞추어 꾸려주겠다는 놀라운 요청이었다. 또 10일이 지나지 않아 영국 황자의과대에서 또 똑같은 조건으로 나를 초빙한다는 상세한 초청서였다. 아직 외국에 나가본 적이 없고 영어도 모르고 연구소도 없이 하룻강아지 범 무서운 줄 모르고 단독 연구를 한다고? 환자진료과정 임상속에서 하나하나 연구결과를 적으며 새 영역을 파고들려는 나에게 있어서는 "무서운 길"이었다.

그저 이 영역이 홍콩도 영국도 나의 연구보다 부족하고 안되고 있는 새 영역이기에 발을 들여놓았으니 해보겠다는 결심이 굳어졌다. 나는 나의 수준에서 나의 병원에서 환자들과 함께 연구하려는 굳은 결심을 할 뿐이었습니다.

그 후로부터 성기능장애 특히 조설을 전립선염의 합병증, 정낭염으로 오는 전형적인 증상이고 병이 더 발전하여 음낭에까지 침입하면 더 많은 성기능장애, 불임증, 정자이상 외에도 많은 남성 질병현상들에 긍정적인 답안을 줄 수 있습니다.

때문에 성기능 증상 치료, 정자치료와 같은 증상치료는 남성을 일시적인 약물의 작용으로 회복시킬 뿐 근치 할 수 없이 계속 반복을 일으키고 점점 남성을 노쇠로 인도하게 될 뿐임을 연구하게 되었습니다. 전립선염은 "치료하지 않아도 신체에 큰 영향이 없다"는 논점으로부터 "치료가 되지 않는 병이니 덮어 두어라. 진단도 필요없다"는 이론들을 전부가 착오이고 남성들을 삶의 기로에 서게하는 위험한 현실이 되었다. "남성을 구하려면 우선 전립선치료부터 근치해야지!" 이리하여 이

것이 나의 남성과 연구의 핵심이 되었다.

미국에서의 요청

홍콩, 영국에서의 요청 이후 나는 미국의 요청을 받게 되었다. 이 한편의 논문의 영향으로 전립선염으로 고생하는 미국 한 기업의 아시아 대리(상하이에 사무실이 있었다)가 전립선염 치료를 왔었다. 다행히 미국분이 아닌 한국인이어서 의사 소통에 문제가 없었다. 한달이 안되는 사이에 그의 전립선염 치료가 완치되었을 뿐만 아니라 성기능도 점차 회복되게 되었다. 그러자 그의 회사 사장님과 그 일행 3명이 찾아왔다. 모두가 동일한 병이었는데 계속 이뇨제와 발기약을 장기적으로 먹고 있는 중이었다. 그들의 치료는 남성으로서 매우 큰 희망을 같게 되었고 당당한 한 대기업의 회장이 되도록 크나큰 자신감을 얻게 되었다. 그들이 돌아가고 얼마되지 않아 회사는 대외외교부장과 함께 상해 아시아 대리, 수행원 한명까지 3명이 찾아왔다. 나는 나의 환자였던 아시아 대리가 또 새로운 환자들을 모시고 왔다고 여기며 기쁘게 맞아 주었다. 나는 내가 점심 접대를 하려고 요청하였는데 그들은 이미 호텔에 푸짐한 한상을 차렸다. 나는 미안하여 거절하였어도 그들의 간곡한 초대에 응할 수밖에 없었다. 점심을 먹고 3시가 되어 우리는 또 자리를 옮겨 커피숍으로 가게 되었다. 그런데 여기에서 그들과의 대화는 엉뚱하게 나를 미국으로 초빙한다는 논의였다. 그때만 하여도 여전히 중국의 대외관계, 더욱이 이 벽촌 작은 도시 연길에서 외국으로 간다는 것은 전혀 꿈에도 생각하지 못할 일이었다. 그들은 내가 반대하자 "그럼 1년, 그럼 그저 먼저 가봅시다. 마음에 드시면 가는 것을 동의하고 아직 결심이 없다면 그저 미국구경을 몇일간 하고 돌아옵시다" 나는 겁 만나고 전혀 가려는 생각이 없었다. 내게 요청이 계속되어 마지막엔 "그럼 하루만 미국땅을 밟아보고, 다시 돌아가겠다고 해도 우리가 모셔오겠습니다"하고 제기했다. 뇌리속에 아버지가 미국놈들의 총알에 맞아 한국 단양에서 사망한 사실을 회상하며 "철천지 원수의 나라 미국?" 나는 끝내 동의하지 않았고 그들은 마치 나를 포로처럼 가두고 온밤 이틀날 아침 3시가 넘었는데 계속 설득하고 있었다. "아침이다. 또 자리를 옮겨 우정호텔로 가려는데 남편이 찾아와 억지로 나를 끌고 집으로 돌아와서야 나는 겨우 빠져나올 수 있었다.

이 일로 하여 나는 비록 나 혼자의 "연구"이긴 하지만 나에게는 많은 "환자연구그룹"이 있다고 생각하였고 점점 더 "대단하다고 여겨온 홍콩, 영국, 미국도 이만한 연구도 안 되고 있는 모양이구나. 내가 꼭 연구하고 내가 꼭 남성을 지키련다"는 결심이 굳어졌다.

《나이가 있어 보이는데 애들처럼 진정못한다.》

북경에 있는 33세 박XX, 전립선염으로 북경에서 3년간 치료를 받았으나 전혀 효과가 없이 대변마저 무력하여 볼 수가 없게 되었습니다. 늘 설사제를 먹으며 억지로 대변을 보지만 회음부가 다 물러나는듯하고 엉덩이, 허리아픔으로 앉아있기도 서있기도 힘겨워 늘 누워있기를 즐겼습니다. 《외아들이 침대에서 일어나기조차 싫어하고 장가는 언제가냐?》남편이 도박으로 빚지고 달아난지도 거의 10년이 되는 동안 어머니는 작은 장사로 아들을 키우는데 번 돈을 모두 치료비에 사용하고 근심걱정은 더 말할나위도 없었습니다. 그가 방생문진부를 찾아왔을 때만 하여도 앉아있기도 힘들고 섰다 앉았다 어쩔바를 모르는 그였습니다. 속사정을 모르는 사람들이면 그를《나이가 있어보이는데 애들처럼 진정못한다.》고 하였습니다. 만성전립선염의 후유증-골반결체조직-회음부까지 확산된 그는 앉아도 뒤로 비스듬히 앉아야 했고 좌우로 위치를 수시로 바꾸기도 해야 했습니다. 대변은 나오지 않으면서도 항문은 다 터지는듯하고. 아래로 바로 빠지는듯한 감이 있었습니다. 역시 전립선염치료와 함께 보기 보혈약을 쓰면서 항문에도 중약-활혈(活血)약들을 주입하는 치료로 그의 신체는 완전한 회복을 가져왔습니다.

관건은 전립선염의 철저한 치료과정에 골반, 골반장기, 결체조직들의 염증들을 철저히 청리하는것입니다. 국부치료는 정체적정리를 할 수 없으며 국부도 손상을 주게 됩니다.

골반통증은 때론 엉뚱한 합병증들도 보이게 됩니다. 고혈압, 위장기능장애 등은 마치골반과는 관계가 없는듯 하나 골반결체조직의 손상과 함께 골반신경, 혈관의 손상으로 오는 신경, 혈관기능의 장애-장불통(肠不通)이 그 원인입니다. 그렇지 않다면 왜 혈압치료, 위장치료가 전혀 효과를 볼 수 없겠습니까? 그러나 전립선염과 그 증후군 치료로 이 엉뚱한 합병증도 효과를 보게됩니다.

한마디로 골반강은 마치 습지와도 같이 빠지면 나올수없는 복잡한 곳이여서 피해간다면 여기에 질병은 골반뿐만 아니라 전신을 잔폐로 만들것입니다.

아무튼 골반의 건강-전신건강과 전신의 젊음을 찾아오게 됨은 환상에 불가할것입니다.

아래에 더 많은 전형적인 예들을 들어 봅시다.

사랑하는 박사님께 : 환자의 편지

증상 : 성기능장애, 정액검사에서 죽은정자 검출, 음낭이 습하고 냉함, 음낭통증, 부고환 만성염증, 낭종, 통증, 소변볼때 요도가 아프고 무력, 골반통

박사님 어느덧 7개월이라는 긴 시간이 지나갔습니다.

내일이면 연길을 떠난다는 것이 도저히 실감이 나지 않습-니다. '이대로 돌아가도 괜찮을까?' 하는 불안함이 계속해서 한국으로 돌아가는 발걸음을 망설이게 만듭니다. 이대로 돌아가도 괜찮을까요? 병이 새겨놓은 마음의 상처가 얼마나 깊었는지 저를 쉽게 놓아주지 않습니다.

박사님을 만나기 전까지… 지난 10년동안 '병마'라는 어두운 터널 속에서 홀로 얼마나 춥고 외로웠는지 모릅니다. 꿈을 포기하고 기회를 놓치고 사랑하는 사람을 떠나보내고, 자신을 잃으며 살았습니다. 그리고 더는 버틸힘이 없어질 무렵 박사님을 알게되었고 이곳 연길로 어렵게 왔습니다. 생전 처음가는 낯선 땅에 대한 두려움은 아무런 장애물이 되지 않았습니다. 너무 간절했기 때문입니다.

가끔 저같이 아픈 사람들의 이야기를 들을 때가 있습니다. 지인이나 인터넷 카페를 통해 연락이 종종 옵니다. 그럴때면, 저는 긴 시간동안 잃은게 많기에 이제 병에 걸린 환자들의 비참한 미래가 눈앞에 훤히 보입니다. 그래서 그들이 저와 같은 길을 걷는걸 차마 눈뜨고 볼 수가 없습니다. 그들은 누군가의 형제, 자식이며 어쩌면 사랑하는 저의 친구, 미래의 제 아들이 될수도 있으니까요.

전립선염은 이제 불치의 병이 아닙니다. 이 사실을 모두가 알아야 합니다. 박사님이 그렇게 만들었습니다. 그런데 세상이 몰라준다는게 말이되나요? 반드시 알아야 합니다. 우리 모두와 후세를 위한 일입니다. 저희 환자들이 박사님을 돕겠습니다.

박사님 어깨에 무거운 짐을 더해 죄송합니다. 하지만, 아직 치료받지 못한 사람이 많습니다. 하늘이 이 소명을 이루라고 박사님을 이곳 세상에 보낸 것 같습니다. 그러기 위해선 뭐를 제일 중요하게 여겨야 할까요? 네 맞습니다. 건강! 박사님이 건강하게 오래사셔야 많은 환자를 볼 수 있습니다. 오랫동안 환자를 보기로한 저와의 약속 잊지마세요.

이별이 너무 아프네요. 차마 걸음이 떨어지지 않습니다. 그래도 가야겠죠? 아니다, 저 곧 다시올께요. 그러니 이번은 헤어짐이 아닌걸로 해요. 보고 싶을꺼예요. 많이. 기쁘게 가는데 왜 눈물이 날까요?

박사님, 간호사 선생님과 왕사형에게 안부 전해주세요. 너무 고마웠다고, 이 은혜 잊지 않겠다고. 박사님 살려주셔서 감사합니다. 자주 연락드릴께요. 사랑합니다

2022년 2월 17일

고마운 연길 땅을 떠나며
한국 아들 올림

PS. 이 꽃은 호접란이예요. 강인한 여성을 상징하는 꽃이래요. 박사님과 어울리죠? 물은 10일에 한컵 주면된데요. 이 꽃이 지기 전에 돌아올께요. 그때까지 건강하세요.

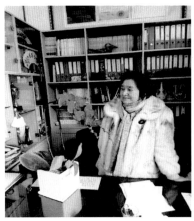
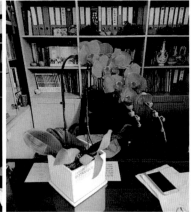

전립선 녹색치료약에 찢어진 양측 반월반 연골이 치료될줄이야

이00은 활동하고 사람들과 어울리기를 참 좋아한다. 나에게서 치료를 받는 이곳 연길이 자신의 나라가 아닌데도 어떻게 알았는지 조선족 축구동호회에 들어 운동을 한다고 했다. 코로나 때문에 영 걱정이 되었지만, 제 기분을 풀지 못하게 두면 오히려 안 좋을 것 같아 말리지는 않았다. 그렇게 활동적으로 다니던 그가 하루는 다리를 절름거리며 병원에 왔다.

"어제 작은 선생님과 배드민턴을 치러갔다가 무릎을 다쳤습니다."

나도 모르는 새 내 딸과 함께 배드민턴을 치러 간 것이다. 나는 그의 활발함에 혀를 내둘렀다. 그리고 한편으로 아직 치료받을 시간이 많이 남았는데 성하지 않은 다리로 그 시간을 잘 버틸 수 있을지 걱정되었다. 혹시나 하는 마음에 인민병원에서 MRI검사를 하였는데 역시나 양쪽 반월판 연골이 찢어졌다고 했다. 찢어진 상태로 두면 안 되니 한국에 돌아가 수술을 받으라고 하였다.

불안해하던 그였지만 나는 녹색의학의 힘을 한번 믿어보기로 했다. 나 역시 연골이 산산조각이 났었지만 녹색의학의 힘으로 극복한 경험이 있었다.

그 후 전립선염치료를 하고 3개월이 지나고 그는 더는 절름걸이며 걷지 않았다. 분명 수술을 하여야 한다고 했는데 석고로 고정도안하고3개월 6개월후에라야 움직일수있다던 양측무릎은 전립선치료 3개월사이에 다치기 전처럼 잘 걷고 통증도 많이 없어졌다고 하였다. 무릎에 덜커덕 거리는 느낌도 많이 줄었단다. 한국에 돌아갔을 때 한국의 의사들이 그의 무릎 상태에 대해 무엇이라고 할지 매우 궁금하다.

2022. 2. 15.

내 목숨이여도 내마음대로 할수없습니다

김OO 서울 32세

2018년도 초 김XX은 전립선염 증상으로 처음 집 근처 대학 병원을 찾았습니다. 처음 환자 대기실에 들어섰을때 주변에 온통 노인들뿐이어서 '내가 이런 곳에 와도 되나?' 하는 생각이 들었습니다.

생전 처음 만난 비뇨기과 의사는 그의 이야기를 한참 듣더니 청천벽력 같은 말을 늘어놓았습니다.

"서른을 겨우 넘긴 사람이 이런 병에 걸려서… 이건 못 고쳐.. 술도 먹지 말고, 담배도 피우지 말고 도 닦으면서 살아"

너무 당황스러운 말에 그는 슬픔과 무서움이 동시에 몰려왔습니다. 무심한 표정으로 그런 말을 늘어놓던 그 의사가 무척이나 원망스럽기도 하였습니다. 하지만 훗날 그에게 말하기를, 보통 많은 병원이 희망적인 말을 늘어놓으며 효과도 없고 값비싼 치료를 권하는데 그 의사는그 에게 솔직히 말해주어

고마웠다고 했습니다.

이후 그의 증상은 더욱 심해졌습니다. 소변은 요도에 계속 머물러 있는 느낌이 들었습니다. 소변을 보아도 계속 마려웠습니다. 잠시도 가만히 있을 수가 없었습니다. 너무 고통스러워 '확 뛰어 내릴까 보다' 하는 심정으로 회사 가장 높은 곳까지 올라왔다가 내려왔습니다. 퇴근길에는 바쁘게 달리는 차들을 보며 그 사이로 달려들면 더이상 이 고생을 하지 않아도 될까 하는 생각에 도로 밖으로 한발짝 내딛어 보기도 하였습니다. 하지만 결국 남은 부모님이 걱정되어 그럴 수 없었습니다.

"다른 사람은 평범하게 사는데 나는 왜 평범하게 살지 못하는 걸까"

그는 그 해 12월까지 하늘을 원망하며 시간을 보냈습니다. 그 사이에 집 근처 병원 뿐만 아니라 용하기로 소문난 병원을 찾아서 서울, 대구 등 각지를 돌아다녔지만 역시나 소용이 없었습니다. 이 시기에 양산에서 소를 키우는 류00를 환자들의 인터넷 모임을 통해 알게 되었습니다.

그러던 어느날 양산의 류00가 인터넷에 내가 올린 글들을 우연히 찾아보고 그에게 알려줬습니다. 나의 글을 읽으니 "혹시나 치료할 수 있을까?"하는 마음이 들었답니다. 김00은 류00에게 실제로 같이 가보지 않겠냐는 제안을 하였습니다. 중국은 와본 적도 없고 연길은 영화에서만 보던 곳이었지만 지푸라기라도 잡는 심정으로 "한번 가보자! 이렇게 죽으나 거기서 죽으나 무엇이 다르겠나? 어차피 죽을 목숨 사기를 당해도 상관없다."라고 속으로 외치며 두사람은 연길행 비행기에 몸을 실었습니다. 지금은 나를 잘 따르고, 내가 아끼고 사랑하는 한국 아들이 되었지만, 그런 그도 처음에는 나에 대한, 믿음이 없었습니다.

처음 그의 정자를 검사하였을 때 결과는 처참했습니다. 모든 정자가 죽었습니다. 부고환 낭종의 직경은 3.3, 2.0 고환의 낭종의 직경은 2.4, 1.8 였습니다. 한국에서 올 때 가지고 온 피검사에는 혈홍단백도 나왔습니다. 이는 콩팥에도 문제가 있다는 것을 말했습니다. 혈소판은 양이 많아져 있었고 체적은 또 아주 적어진 상태였습니다. 오줌발도 안좋았습니다. 발기는 말할 나위가 없었습니다.

이렇게 어려운 상황에서 고향을 등지고 타국으로 나를 만나러 왔습니다. 말투는 퉁명스럽고 신경질적이었습니다. 병원식구를 모아놓고 그를 대할 때는 최대한 조심하기를 당부하였습니다.

아슬아슬한 첫 치료 3개월(88일)의 시간이 지나고 한국으로 돌아가기 전 정자검사에서 C급이 10프로 D급이 90프로가 나왔습니다. 조금의 성과는 있었지만 증상에는 큰 호전이 없었습니다. 그렇게 그는 반신반의한 상황에서 한국으로 잠시 돌아갔습니다.

그리고 1년의 시간이 지난 2019년 11월 그를 다시 보았습니다. 이전보다 한층 밝아진 표정과 우렁진 목소리였습니다.

"박사님, 박사님 말대로 주신 약 먹으면서 기다리니 점점 좋아졌습니다. 이번에는 완전히 뿌리를 뽑을 각오로 왔습니다."

한국에서 몸이 좋아지니 나에 대한 믿음이 생긴 모양이였습니다. 병원 사람들과 나를 대하는 태도도 이전과 달랐습니다. 순하고 착한 사람이 되어 마치 다른 사람을 보는 듯 하였습니다. 그렇게 두번째 치료를 3개월 동안(70일) 하게 되었습니다. 두번째 치료를 시작한지 한달쯤 지나서 정자검사를 하였습니다. A,B등급이 합쳐서 66프로 이상이 되었습니다. 정자수도 20만 마리가 정자 정상인데 80만 마리나 되었습니다. 그는 기쁨의 눈물을 흘렸습니다. 그리고 가는 날까지 내곁에서 붙어 아들처럼 잘 따랐습니다.

마지막 치료를 마치고 그가 떠나던 날을 잊지 못합니다. 마주 앉은 진료실에서 아무렇게나 널려있던 의자를 정리하더니 대뜸 나에게 절을 하였습니다. 그리고

"안녕히 계세요."라고 한마디를 남기더니 곧 바로 뒤돌아서서 병원 밖으로 향하였습니다. 떨리는 목소리와 흐느끼는 그의 뒷모습에서 이별의 순간이 왔음을 실감했습니다. 계단을 내려가 병원 밖으로 나서는 순간까지 그는 뒤돌아 보지 않았습니다. 나는 한번이라도 다시 그 얼굴을 보기를 원했는데…

밖에는 하얀 눈이 내리고 있었습니다. 이대로 보내야 하는가 하고 야속한 마음이 드려는 순간. 그는 뒤를 돌아보았습니다. 그리고는 소복히 쌓인 하얀 눈위에서 다시 한번 나에게 절을 하였습니다. 눈에는 눈물이 고여 있었습니다. 세상이 우리의 헤어짐을 슬퍼하는것 같았습니다. 하지만 나는 애잔한 마음을 애써 숨기려 노력했습니다.

'기쁘게 헤어지는데 나는 눈물을 흘리지는 말아야지…' 그렇게 그를 보내고 다시 돌아온 진료실에서 나는 홀로 한참을 울었습니다.

여기 이 화분은 그가 함께 온 허OO과 함께 떠나기 전에 선물한 것입니다. 진료실 한 켠에 놓여서 그의 빈자리를 대신 채우고 있습니다.

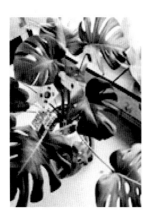

〈화분 사진〉

완치 후 그는 한국에 돌아가 다른 사람이 자신과 같은 아픔을 겪지 않게 하기 위해 나를 알리려 부단히 노력하였습니다. 후에 다른환자들을 통하여 알게되었는데 인터넷 모임을 만들어 나에 대한 정보를 공유하고 한국에서 자신과 같은 환자들은 나에게 보내기 시작했습니다. 이후 오게 된 한국 환자들은 모두 그가 만든 인터넷 모임을 통해서 왔습니다. 먼 곳에서도 나를 남몰래 돕기 위해 노력해주는 그에게 감사합니다.

사랑해!!!

전립선 비대의 이모저모

■ 서류가방이 생리대가방으로

새하얀 와이셔츠에 무늬도 멋진 각가지 넥타이를 수시로 바꾸어 단정히 매고 다니는 키가 크고 멋지게 생긴 60이 금방 넘은 동남아 무역을 한다는 남성. 옆구리에는 고급서류가방이 한시도 내려놓을사이 없이 화장실을 부지런히 드나들 때에도 계속 끼고 다닌다. 돈이 많아서일까? 아니면 그보다 더 중한 금? 보석을 넣어서일까? 환자로 보이지 않는 이 멋진 분 장사가 아닌 환자로서 분명 나를 찾아왔다.

겸손한 말씨로 입을 열었다. "말하기가 퍽 난처하지만 그래도 나는 원장님을 찾으면 꼭 해결할 수 있을거라는 소식을 선전에서 듣고 여기까지 왔으나 누구에게도 말하지 못하고 감추고 살아오는 기막힌 사실 제대로 툭 털어놓고 이야기해 보렵니다". "나의 수도꼭지는 다 풀려 있어 물이 쉴 새없이 흐릅니다". 그는 가방을 열어 나에게 보여준다. 서류가 아닌 생리대로 가득 차있었다. "계속 화장실을 드나들며 젖은 생리대를 내리고 새것으로 바꾸어야 합니다".

전립선 비대가 너무 심하여 소변이 나가지 않아 여러가지 방법을 해보았어도 치료가 되지 않았습니다. 하는 수 없이 요도 확장수술을 받았습니다. 직경이 가는 불수강 막대기를 방광구까지 밀어 넣습니다. 굵기가 점점 더 큰 것을 바꾸면서… 말을 들으며 나는 산부인과에서 유산할 때 궁경을 확장하는 조작이 생각난다. 그런데 이 방법은 전립선요도, 방광구가 그 당시에는 확대되었어도 얼마 지나지 않으면 다시 수축되는데 어떻게 계속한단 말인가? 나는 이해가 되지 않았다.

　내가 물을사이 없이 그는 계속 말을 이었다. 20~30일에 한 번씩 이 확대수술을 받아야 하는데 소변을 보지 못하면 요독증으로 생명이 위험하지만 계속 흐르는 소변으로 죽음은 면할 수 있기에 이렇게 살 수 밖에….”

　소변은 수시로 생리대를 바꾸어 받쳐야 합니다. 하루에 화장실을 얼마나 많이 드나들어야 하는지 모릅니다”. “그럼 밤에는 바꿀 수 없어 어떻게 합니까? 그렇다고 잠자지 않을 수는 없고”. “그건 또 방법이 없습니다”. “미국 군인들이 아영나가 쓰는 침낭이 있습니다. 그 속에 중증환자들이 쓰는 큼직하고 두툼한 팬티를 입고 침낭속에 들어가 자면 소변이 겉에 흐르는 것을 방지할 수 있습니다. 더운 여름에도 이렇게 자야합니다”. 중풍 환자라면 환자 취급을 받고 간병도 받을 수 있으나 남들의 눈을 피해 이해도 동정도 받을 수 없이 이렇게 소변을 받아 내다니?

　멋지고 깨끗한 그… 알고보니 너무나 기막힌 일이었다. 나는 즉시 중의학에서 자연요법으로 활혈약을 주사로 놓게 되었다. 치골연합(아랫배 가장 아래에서 만져지는 뼈 위에서 1촌 되는 부위에) 기혈평형, 활혈주사를 놓는다. 부작용도 없이 고통도 없이(엉덩이 주사보다도 흡수가 좋고 약효과도 빠른 방법이다) 한달동안 치료를 한다. 매일매일 효과가 나타난다. 점점 소변이 연속 나오는 것이 아니라 30분 아니 1시간… 아니 점점 더 많은 시간에 한 번씩 볼 수 있게 되자 서류가방이 점점 얇아지고 한달되어 돌아갈때에는 아예 서류가방으로 바뀌었다. 밤에 쓰는 군용침낭도 바꾸어가며 세탁할 일 없이 아예 필요가 없고…

"소변에 신경쓰지 않게 되니 이젠 무역도 더 잘하게 되었습니다". 일년이 거의 지날때였다. 그가 한 젊은 남성과 함께 나를 찾아왔다". "병이 재발되어 찾아온건가요?" 나는 나의 치료부터 의심하였다. 그이는 머리를 절래절래 저으며 말씀한다. "좋은 기술을 전수받으려고 조카를 데리고 왔습니다". 한국 보건복지부 의사입니다". 그리고는 서류가방을 연다. 달러 묶음이다. "학비는 이것이면 되겠는지?" "아예 개인 병원을 꾸리며 하고 싶습니다".

나는 거절하였다. "함께 전립선에 대한 연구를 체계적으로 하려는 것이 아니라 장사꾼 취급을 하는 그의 생각이 싫었고 그렇게 쉽게 보이는 주사도 상세한 도가 필요하건만"…..

■ 전립선비대는 전립선염과 늘 짝을 짓는다

중국 위해에 계시는 조XX 67세였다. 46세에 전립선 진단을 받고 줄곧 약을 먹고 자외선, 적외선을 쬐이고 요도로 전립선 요도부위를 절제하기도 하였으나 계속되는 소변증상 반복으로 고통스러웠는데 호전은 없이 점점 병이 가중하여졌다. 후에 대련리공대학에서 열린 중국과학자협회에서 진행한 워크숍에서 발언한 나의 논문 "전립선 비대치료"가 료녕성 조선말 신문에 기재된 것을 조선족 노인들의 전달로 알게 되고 찾아왔었다.

전립선은 이미 MRI, 초음파 검사로 진단이 명확하였다. 20여년의 비대로 전립선도 딱딱하였고 전립선요도부분의 움푹 파여있는 부분도 사라졌었다. 전립선액 상규검사에서 염증도 발견되었다. 같은 기혈평형 자연요법을 5일을 한 개 코스로 치료하면서 전립선액검사가 계속 진행되었는데 백혈구는 점점 더 많이 배설되었고 전립선 안마에서는 전립선이 딱딱한 것이 점점 회복되는 것을 느낄 수 있었고 소변은 처음 10일은 좀 더 힘들었다. 30일간의 치료를 거쳐 전립선요도도 나타나고 소변은 힘들지 않았고 밤에 3~4차 잠에서 깨어나야 했으나 횟수도 줄어 한번 일어나게 되었다. 항생제치료를 함께하지 않았어도 염증분비물의 배설에 의해 전립선액에서의 염증세포는 처음에는 심하지 않다가 점점 현미경상에 염증이 꽉 찰 정도로 심하게 나타났다.

전립선비대는 한달사이에 호전이 명확하였으나 염증은 심하지 않았어도 정상이 아니여서 한달치료를 더 하고서야 백혈구도 없고 레시틴도 정상으로 많아져 정상 전립선으로 판정되었다. 이 환자와 같이 전립선 비대 전립선염을 겸한 환자들은 치료과정에 전립선염증들의 배설과 함께 비대되었던 전립선은 항문촉진으로도 매우 현저한 축소와 경도의 개변을 느낄 수 있었다.

전립선이 크다고, 소변이 통쾌하게 배설되지 않는다고, 횟수가 많다고 전립선 비대로만 취급하지 말고 전립선염증을 합병하였는가를 수시로 전립선분비액으로 검사하여야 한다. 임상에서 단순 비대는 오히려 염증합병보다 적습니다. 많이는 염증합병으로 증상도 심하여 보이지만 한가지 치료에 두가지 효과를 보게 됩니다.

■ 전립선 비대 수술할 수 없어도

노년에 전립선비대는 절제가 우선이다. 하지만 이러저러한 합병증은 절제수술도 할 수 없을때가 있다. 농업대학 퇴직교수 김XX 67세. 퇴직하면서 전립선 비대로 요도를 통해 레이저을 이용하여 전립선요도를 태우는 수술을 받았다. 소변이 잦아도 나갈 수 있어 다행으로 생각하였는데 소변으로 팬티를 적시기가 일수였다. 매일 바꾸어 옷을 입어도 냄새로 창피했고 자주보는 소변으로 짜증이 많아졌다. 이런 정서가 1년이 넘어 점점 조루증이 있어 정신병원에 입원하였는데 조루증약물로 하여 입원한지 일주일도 안되어 소변증상이 점점 심하져 전립선절제를 하여야 하였다.

종합병원에 자리를 옮겨 수술하려니 정신상태가 조루증이 아니라 정신병으로 심하여지게 되어 수술 할 수 없게 되었다. 하는 수 없이 임시치료라도 될 수 있겠는가 하고 나를 찾아왔으나 나도 자신감이 없었다. 정신병으로 다른 치료를 할 수 없어 하는 수 없이 환자를 접수하게 되었다. 역시 중약 기혈요법 주사를 맞게 되었다. 한 달동안의 치료에서 전립선의 크기에는 변화가 전혀없었으나 딱딱하던 전립선은 확연히 유연하여졌다. 전립선요도와 방광구가 유연하게 되니 이 부위의 탄력도 개선이 되어 소변시 요도의 확장에 도움이 되었다. 요도의 확장에 도움을 받게 되니 소변이 현저히 개선되었다.

그 후 그는 요독증으로 수술도 못받고 죽는다는 위험이 제거되며 정신회복에 큰 도움이 되어 그 방면의 약을 먹지 않았고 그 약의 부작용으로 오는 소변장애도 발생되지 않고…. 여러모로 그는 3년 7개월을 살 수 있었다. 그 후 비대로 인한 소변장애가 아닌 뇌중풍으로 사망하였다.

이 일이 있은 후 고혈압환자들도 이 치료로 수술을 피할 수 있었다. 초등학교 교사인 장XX는 74세였는데 전립선 비대로 전립선 수술절제를 받아야 했다. 그러나 만성방광염이 심하여 항생제치료에 효과가 없어 수술이 지연되게 되었다. 그러나 활혈치료에 방광염치료가 호전을 보게 되고 전립선 요도의 수축이완 능력이 어느정도 회복이 되게 되니 소변배뇨작용도 큰 도움이 되었다.

중약의 기혈평형, 활혈요법은 전립선 비대에서 큰 한몫을 담당한 셈이다.

폐허로 된 우물들

전립선은 마치 우물이 50개가 있듯이 전립선선관이 30~50개가 있다. 각자 모두가 동일한 작용 선체들에서 전립선액을 분비한다. 정상정황하에서 PSA가 전립선 액중에 분비되어 정액을 응고시키는 단백1와 2를 물같이 분해시켜 정액을 액화시키는 작용을 한다. 때문에 정액을 받아 20분 정도면 점액으로 되어있던 정액이 천천히 액화되어 물같이 흐른다. 늦어도 60분 이내에서는 정상 전립선액은 정액을 전부 액화시켜 정자들의 활동이 활발하여 진다. 정자들의 활동이 활발하여저야 사정된 정액은 요도를 거쳐 자궁경부의 점액을 액화시켜 자궁에도 전진할 수 있고 자궁에 들어간 정자도 계속 전진하여 수란관 입구의 점액을 액화시키며 나팔관 팽대부로 향할 수 있고 여기에서 정자가 오는 것을 기다려 난자의 투명막을 액화시키고 그 속에 있는 난자와 결합할 수 있다. 왜 정자 하나면 수정할 수 있는데 근 억마리의 대군이 돌진하여야 임신할 수 있었을까? 바로 이런 점액을 뚫는데 수많은 액화된 정자들이 동원되어야 전진할 수 있었기 때문이다. 그런데 사정시에 동일하게 함께 나와야 될 전립선액이 나오지 못한다. 정자가 아무리 좋아도 액화되어 전진할 수 없다.

연변 조선족 자치주 도문시 철도관리청에 다니는 XXX는 8년동안 직장의 무료서비스를 이용하여 전국 각지로 "전문가"들을 찾아 다니며 검사를 하였어도 두 부부는 병이 없다고 한다. 남성의 정자도 모두 정상이다. 외동아들을 둔 그의 부모에게는 대를 이어야 할 손자가 있어야 하였다. 그러나 그들 부부가 정상이라고만 하니 치료도 필요없고 어쩌면 좋은가? 이혼이다. 비록 두 사이의 감정이 그렇게도 끔찍스러웠으나 어머니는 강박으로 며느리를 내보낸다. 사주팔자가 맞지 않기에 서로 다른 짝을 찾는다면 모두가 임신할 수 있다는 도리이다. 그러나 아들은 부모몰래 계속 퇴근하면 그녀집에 들리곤 하는데 무슨 방법이 없겠는가 어머니는 또 전문가를 찾는다. 방산옥 불임불육 전문의다. 그한테까지 보여도 한가지 결론 "아들은 정상이다"라는 결론을 받게 되면 그도 나의 말을 들어주겠지? 아들과 함께 8년 불임으로 병을 치료하러 나를 찾아왔다.

정자 검사도 할 사이 없이 그의 전립선검사에서 염증으로 진단되었다. 나는 아들을 보고 현미경하에 있는 전립선액을 보게 하였다. 한편 설명까지 하면서 우선 전립선부터 깨끗하게 청리해보자고 제기한 의사는 검사실에서 나왔다. "나의 검사결과 아들에게 좀 문제가 있으니 아들부터 치료하고 봅시다". 순식간에 어머니에게서 불만이 폭발한다. 핸드백에서 두 툼한 서류를 부랴부랴 들추어내어 나의 책상위에 뿌려 던진 다. "전국 가지의 전문가들이 이상없다고 하는데 당신은 왜 이런 얼토당토하지 않은 말을 하는가? 이 정자검사지들을 눈이 있으면 똑똑히 보라. 이 100명도 넘는 전문가들이 모두가 눈이 멀었는가? 당신은 늙어도 참 잘못 늙었다. 이렇게 의사의 일생에 젊은 남성을 속여 돈벌이했는가? 제가 진 죄에 천벌을 받을 노친네. 이제 내 아들에게도 사기치려고?" 여인의 목소리는 점점 높아간다. 진찰실이 깨질듯하다. 나를 찢어 버리기라도 할 듯 달려든다. 다행히 병원직원과 환자들이 막아나선다. 나는 한마디 말도 하지 않았다. 그는 등이 밀려서 나갔다. 어머니가 욕을 시작하자 아들은 어디에 나갔는지 보이지 않았다. 아수라장이던 진료실이 조용해졌다. "상대가 안된다" 사람들 모두가 헤어졌다. 50년의 의사생에서 칭찬만 들어오던 나는 65살이 넘어 청천벽력 같은 입에 담을 수 없는 욕사발에 놀라지 않을 수 없었다. "세상에 이런 부모가 있을까?". 이튿날 아침 머리를 푹 숙이고 첫 사람으로 들어온 환자는 그의 아들이다. 아무 말없이 "오늘부터 치료를 하렵니다". 아들은 아들이고 어머니는 어머니고… 나는 그에게 더 관심이 갔다. 아주 간단한 전립선염. 아직 합병증도 없다. 정자는 액화되지 않을 뿐 기타의 발육, 활동성 모두가 아주 훌륭하다.

　20일의 치료로 그의 전립선 청리가 깨끗이 되었다. "10일 더 치료하렵니다" 그의 건의에 나도 동의했다. 8년이나 기다린 불임증 혹시 내가 찾지 못한 다른 어떤 영향이 있을 런지. 나는 동의하고 10일의 치료를 더 하였다. 돌아가자마자 임신이 되었다.

3달이 되어 아내가 임신하였다고 아들이 전한다. 그 위풍이 당당하던 어머니가 승인할 수밖에 없다. 점점 배가 불러오자 욕심이 가득찬 어머니는 다짜고짜 며느리를 집으로 오라한다. "이혼까지 시킨 그 어머니가 며느리라고 노엽지 않겠는가?" 절대 거절을 당한다. 그러자 원하는 것을 말하라고 한다. "다시 잔치를 챙겨달라" "다로 살게 집을 사달라" 그때만 해도 자가용이 흔치 않은 세월이고 그 집 살림도 자가용 살 처지가 아니였지만 그녀는 엉뚱한 요구들을 한다. 비록 임신은 했어도 어머니의 과격한 행위는 끝내 가족의 불만으로까지 연장되었다.

이 일로 하여 나는 깊은 사색에 잠긴다. 전립선염 합병감염도 없는 단순 전립선염 그 치료는 이렇게도 간단하였는데 12년이 지났다. 지금의 전립선염들은 왜서인지 합병증도 많고 너무나 어렵다.

근 10년이 된다. 나는 나의 문진부에서 접수한 전립선염환자들 중 이렇게 단순한 전립선염은 거의 없는듯하다. 특히 한국 환자들 중 전립선액마저 분비되지 않는 이들 – 두달이 넘었다. 3달이 넘었다. 전립선액들은 오랜 치료를 거친다하여도 이쯤이면 그래도 분비액이 회복된다. 그런데 작년부터의 환자들 중 3달이 지나도 분비액이 나오지 않는 환자들을 가끔 보게 된다. 그들의 공통된 말 "많은 병원, 많은 의사들을 만났는데 하는 말이 〈이건 고치지 못하는 병입니다〉" 인하대학에 계시는 한 의사는 "미국에서 전립선 해부를 해보았는데 만성 전립선염에서는 아무것도 안나오더라"는 것이였습니다.

계속 5달 치료가 지났다. 여전히 전립선액은 나오지 않는다. 나는 여성들의 골반 대면적 유착 치료로부터 얻는 경험, 기혈평형, 피를 활혈시키는 치료, 면역치료등의 종합치료에 그 심한 유착도 떨어지는데 작은 밤알을 통하지 못하게 한단 말인가? 한편 "작은 밤알속에는 30~50개 전립선 선관들이 전부 유착되었으니 너무 가는 선관들의 심한 유착 – 여성내부 생식기와 골반강내의 광범위한 유착에 비해 더 어려울 것은 물론이다고 생각하면서 안될 수는 없다고 여겼다. 또 이 시간 내에 골반강내의 기타 장기들은 회복되고 있지 않은가 음낭, 정낭, 방광…. "나는 꼭 그의 선관들을 떼어내고야 말겠다. 환자는 32세. "한국에서 〈이건 못고치는 병이다〉고 한 이상 이제 내가 다시 남성으로 태어날 수도 없는데 나는 마지막 길을 택하였다. 하지만 그 길역시 통할 수 없었다. 아마 내 생명이 긴 하지만 내 마음대로 할 수 없는 모양이다. 나는 중국으로 왔다. 그것도 사람이 많고 발달한 도시가 아닌 몽고로. 2년간 열심히 중국어를 배웠기에 중국에서 "중국사람"으로 살 수는 있을 것 같다. 다시 흑룡강성 하얼빈 대학석사생으로 학습하고 졸업까지 하였다. 이제 나는 한인으로 살아야지. 조선족이 집결한 연길로 자리를 옮겼다.

"연변대학"에서 박사공부를 계속 하자! 조선족 경제상황에 관한 박사 과정을 배우기 시작한다. 헌데 나에게 이것이 무슨 소용이 있는가? 나는 다시 외국어로 박사내용을 바꾸었다. 꼭 5개나라 언어를 정통하리라. 그러던 중 연변대학 동쪽에 인근하여 있는 방생문진부의 LED간판을 보았다. 남성과 남녀불임, 남녀성기능장애 전문이다. "혹시나" 싶어 몇번 들어와 보다가 의사를 만나 이야기를 하여본다. 전립선염, 전립선골반통이 이미 8년이 넘고 2014년 대구에서 검사하였는데 마이코플라즈마, 유레아플라즈마, 세균모두 양성이었다. "여기에서 끝장을 보자". 이렇게 결심한 그였기에 나의 결심과 마찬가지로 의사와 환자는 마음을 같이 할 수 있었고 지긋이 또 치료를 계속한다. 근심 없이 잘따라와 주는 그를 볼때마다 맘 속 깊이에서 나오는 결심이 더욱 강하여만 진다. 6개월이 거의 다 간다. 전립선액이 처음으로 나온다. 검은피, 아주 농한, 썩은 냄새 풍기는…. 나는 유리에 받는다. 나는 속이 왈칵 뒤집은 듯 매스꺼워졌다. 참으며 그런 표정을 그에게 보이지 않는다. 나는 계속 살살 그의 전립선안마를 계속 넓은 면적으로 한다… 그도 퍽 놀란 얼굴표정이다. 이렇게 농한 응결된 썩은 피와 고름이 유착된 선관에서 배설되지 못하고 굳어진 오물들…. 나는 그들 껴안고 "장하다"는 말 한마디밖에 할 수 없었다. 젊은 청년에게서 보게 되는 이런 끈질긴 참을성. 이렇게 믿어준 그… 어느 한 점이 부족해서도 이런 장면을 볼 수 없었을 것이다.

나는 또 깊은 생각에 잠긴다. 전립선염이 이렇게 중했으나 그의 후유증도 만만치 않으련만….

시간이 감에 따라 전립선액은 나오다, 안나오다, 백혈구가 덩어리되어 나오다, 때론 레시틴마저 점점 많은 양으로…. 지금은 이미 전립선 선관이 죄다 뚫어졌는지. 그 속의 쓰레기들도 전부 제거되었는지? 퍽 만족스러운 분비액이다. 정자도 점점 충실해진다. "지금쯤은 자연임신도 가능할 만큼"

그러나 그의 성기능장애는 아직 완벽하지 못하다. 그의 골반통도 완벽하지 못하다. 이만큼 곤란한 길 성공적으로 걸어왔으니 그의 앞날도 성공만 있을 것이라고 우리 둘은 함께 다짐한다.

그는 나의 의학에서의 새 돌파를 가져오게 하였다. 아직도 그를 본보기로 기다리는 환자들이 있다. 의사들의 가벼운 "포기" 말 얼마나 많은 한국 청년들이 우울증, 정신이상, 도망, 생명의 종말을 찾으려 했는가? 인구가 날로 감소되고 있다고 하고만 있지 말고 이들을 구하자.

오늘은 나의 생일이다. 케익을 사들고 들어온 그 이제 곧 집으로 돌아가게 되는 "선생님" 아직 남아있는 이들의 말이다. "교수님은 우리에게 고기구이, 양꼬치, 샤브샤브…. 를 수시로 챙겨주고 생일도 결혼도 챙겨주었는데… 한집식구 아니면 나의 아들들…. 나는 너무 행복하다. 아들들도 이렇게 대단한 인재들….

나는 또 다시 이미 조국에 돌아가 원하는 곳에 시험합격한 그들. 마음에 드는 파트너를 찾은 그들… 설 명절을 맞으며 나는 얼마나 많은 편지들을 받았던가? "환자의 기쁨 의사의 사명"은 대체 무엇인가? 나는 나의 사명을 철저히 지키련다.

정액인가 아니면 혈액인가?

5장 6부는 물론 신체의 모든 장기, 골반, 사지… 어디에 피가 흐르지 않는가? 모두 피가 흐른다. 정낭도 마찬가지이다. 그러나 육안으로 보아도 능히 볼 수 있는 정액에 피가 섞여 있다면 좋은 현상은 아니다. 무엇 때문에 어디에서 나오는 피가 정액에 섞였는가? 많으면 혈정이라 하는데 이런 혈정을 무엇 때문에 어디에서 어떤 때 보게 되는지?

좋은 현상은 절대 아니며 나쁜 현상이라면 혈정이 있는 것은 환자한테서 정낭에서? 부고환에서 아니면 또 어디에서 여기에 섞여 나오게 되는가?

나는 우선 정액에 섞인 혈을 사정시 정낭에서 함께 나오는 혈이라고 한다. 아래의 환자들로 예를 들어 보기로 하자.

XXX 1991~1992년 사이다. 내가 금방 방생문진부(병원)를 꾸렸는데 이네 흑룡강성 XX시립병원 성의원에서 근 3년 정액혈 – 정낭염의 진단으로 치료하던 환자다. 33세에 장가도 못 간 이 환자는 풍채있고 새하얀 살찐 얼굴, 몸체도 얼굴도 퍽 건실한 남성이었고 미남이었다. 해관(출입국관리소)에서 공무원으로 있는 그의 생활은 퍽 만족스러웠다. 멋진 해관정복차림을 한 그는 제법 위엄있었다.

처음 보는 순간 이렇게 튼튼하고 멋진 해관직원이 왜 나를 찾는것인가? 다른 어떤 문의가 있어서 인가? 나는 자리에서 일어나 반갑기도 하고 정중하게 그를 맞이했다. 오히려 퍽 쑥스러워진 그는 나를 앓으라고 하며 병치료를 하러 왔다고 하였다.

나는 천천히 그의 이야기를 들으며 계속 "무엇때문인가?" "무엇때문인가?" 계속 머리에서 김 은 사색을 하며 그와의 편안한 교류를 시작하였다.

5년전 약혼하였습니다. 근 한달동안 해관 숙소에 함께 있으며 성생활이 있었는데 별로 성흔분이 부족하고 발기된 음경도 팽팽함이 부족한듯하여 동료들에게 물어보니 그렇지 않다는 것이다. "미친 남성으로 하루 밤 2차도 여전히 팽팽히 발기가 될 수 있고 서로의 흥분이 품에서 여성파트너를 놓치고 싶지 않다"는 것이다. 나는 그녀가 열정이 부족하여 그를 충분히 흥분시키지 못하는 것인가? 고도 생각하였는데 나의 세심한 관찰에서 그녀에 대한 의심은 삽시에 부정되었다.

"나는 그녀 몰래 시의원에서 검진을 받았으나 별다른 이상이 없다 하면서 증상 치료를 하였다. 남성 성기능 증가제, 남성호르몬, 지혈제 매일 근무시간의 휴식을 찾아 삽시에 병원도 다니곤 하면서 치료를 지체하지 않았고 하루빨리 호전되어 그녀를 더 기쁘게 나도 더 열정적인 남성이 되기를 바란다".

성생활 때마다 힘없이 흐르는 정액 더구나 흰색이 아닌 피색을 보이고 싶지 않아 갖은 애를 다 써가며 회피하였다. 반년이 지났다. 전혀 효과가 없어 출장간다고 속이고 직장에 알리지 말아 달라고 부탁하고 연변병원 의과에 20일간 입원치료를 하였다.

만성전립선염과 전립선염의 합병증으로 오는 정낭염이라고 한다. 그때만 하여도 아직 전립선에 대한 상식이 아직 보편화되지 못하였고 지금도 그러하지만 1900년 초에는 더구나 그 치료에 대하여 알고 있다면 그저 항생제에 지혈제뿐이었다. 20일에 효과도 없고 점점 하복부 통증까지 겸하여 지면서 "이 병은 치료할 수 없으니 퇴원하여 계속 항생제 치료와 지혈치료를 하라고 하면서 출원시켰다. 다시 돌아온 후 또 반년이 지났다. 치료에 효과를 보지 못하고 일년 후 새해를 맞이하면 결혼하자던 결심도 점점 자신이 없다. 그렇다고 "미녀"를 놓치고 싶지는 않고…. 그는 하는 수 없이 미녀에게 자신을 떠나서 미녀의 새 출발을 바랬다. 허나 일년 남짓한 결혼 전 생활에 감정이 점점 깊어진 그녀도 남성과 헤어지려고 하지 않았고 오히려 그를 지지하여 나섰다. 그의 지지하에 그는 방생을 대담히 찾아왔다.

진단은 틀리지 않았다. 나는 꼭 행복한 가정을 이루기를 기원하며 치료에 착수하였다. 전립선액에서도 현미경하에서의 검사에 적혈구, 백혈구, 장자들이 나왔었는데 점점 현미경하에서의 관찰결과는 밝아지게 되었다. 근 3달간의 치료를 거쳐 그의 전립선분비액은 정상이 되었다. 레시틴은 투명한 물방울들 처럼 온 시야에 가득 균일하게 분표되었고 나의 배성중약요법에 농성 분비물, 오래되어 검게 변한 피들이 쫓겨 나왔고 정액은 더는 따라 나오지 않았다. 줄곧 정낭 수축 때문에 정낭 출혈이 더 심하여질까 4일간의 정액 배설을 엄금하였지만 이젠 대담히 수음을 권고하였다.

검은 피고름과 함께 정낭에 있던 쓰레기를 깨끗하게 청소하였다. 죽은 정자들도 함께 나왔다. 다행히 새로운 붉은 출혈은 없었고 5일에 한 번씩 진행되는 수음은 한달사이에 살아있는 정자들도 보게 되었고 적혈구도 겨우 찾아볼 수 있을 정도였다. 발기도 호전을 보게 되었다.

나는 치료를 잠시 중지하고 3개월간 계속 관찰할 것을 바랬고 더 심해지더라도 반년 후에 재검사를 하자고 약속하였다. 그런데 의외의 일이 벌어졌다

3달 반 지난 어느 날 그는 "미인"을 앞세우고 나를 찾았다. 처음 보는 미인을 나에게 소개한다. "결혼했습니다 그런데 이젠 내 색시가 아파합니다. 다른 병원에 가지 않고 나는 오직 원장님만 믿고 찾아왔습니다".

미인의 얼굴은 임신반응이 그대로 적혀있다. 나는 검사도

안하고 조심히 말한다. "검사를 안하렵니다. 그저 소변만 받아주세요" 나는 임신검사를 소변으로 하여 보았다. 과연 임신초기였다.

그들도 생각밖의 "진단"으로 함께 부둥켜 안고 둘의 눈에서 동시에 눈물이 흘렀다. 지켜보던 나의 눈에서도 눈물이 흘렀다. 너무나 감동적인 장면이 아닌가? 문진부를 꾸려 10년도 안되는 사이에 나는 이런 격정의 시작을 얼마나 경과하였던가? 그럴때마다 나에게는 무슨 눈물이 이렇게 많은가? 의심할 정도였다.

나는 그들도 축복하여 주며 그들 둘의 눈물을 닦아주었고 그들 둘은 활짝 핀 웃는 얼굴, 워낙 미남, 미녀인데다 이때의 얼굴표정이 얼마나 예뻤던지? 그들은 함께 나의 눈물을 닦아준다. 나는 이세상의 모든 행복을 죄다 껴안듯 기쁘기만 하고 그 행복눈물로도 다 표현할 수 없었다. 우리 셋은 함께 포용하고 좀처럼 그 누구도 놓아주려 하지 않았다.

"뿌리깊은 나무"와 맺은 인연

한국 드라마을 연변 조선족들은 특별히 좋아한다. 많은 집들은 매년 적지 않은 돈을 들여서라도 한국TV를 따로 가설하고 흥미있게 드라마 시간에 맞추어 관람한다. 한국 드라마 "뿌리깊은나무"는 바로 내가 특별히 흥미있게 관람한 연속 드라마중의 하나이다. 한국 글자가 태어나기까지 새종대왕이 창조하여 일본 제국주의와의 투쟁속에서 몰래 연구한 역사가 담긴 이야기여서도 그 원인이 있지만 그보다도 이 드라마를 책임지고 찍은 PD

와 남다른 의사와 환자의 관계를 알고 있기 때문이다.

전남 대학 미술 교수의 아들인 그는 한국에서 전립선암으로 진단받고 치료를 받고 있었으나 효과를 보지 못하고 이미 전에 방생문진을 찾아 전립선염을 치료받았던 아버지의 안내로 나를 찾아오게 되었다. 전립선암은 50세에서 70세 사이에 발견률이 가장 높기는 하나 그렇다고 젊은 층에서는 전혀 없다고 할 수 없었다. 40대인 XXX는 바로 이런 젊은 나이에 전립선암진단을 받았다.

전립선암 발생 빈도는 남성에게서 흔히 발생하는 폐암과 대장암(모든 암의 약 32%를 차지한다)을 능가하였습니다. 전립선암은 우선 정낭, 요도근육, 방광경부 등 주변 장기에 확산, 침범되고 계속하여 가까운 골반임파로 확산되며 전립선으로부터 먼 곳인 폐, 뼈로 전이되는데 뼈전이는 전립선암으로 사망하는 환자의 85%를 점합니다. 흔히 전이되는 뼈로는 요추, 골반, 대회골, 흉추, 늑골, 흉골, 두개골입니다.

XXX는 전립선암의 이런 위험성에 근거하여 이미 절제하라는 통고를 받았어도 어린 나이에 전립선을 절제하면 황궁의 내시로 된다는 도리를 똑똑히 알고 있는 그로써는 대답할 수 없었고 병원도 그 위험은 말하였어도 강요하지는 못하였다.

그가 나를 찾아왔을 때 나는 당황하였다. "암"을 치료해달라고 생명을 갖고 장난칠 수 없다. 나는 그의 아버지와의 관계를 생각하여 마구 거절은 하지 못하고 먼저 그가 갖고 온 병원 서류들을 하나하나 자세히 살펴보았다. 아직 변이는 없고 전립선 특이성 항원(PSA)상규검사에서 매우 미량으로 검측되어야 할 양이 정상량에 비해 훨씬 높았다. 전립선은 좀 비대가 있었고 전립선 분비액에서는 대량의 임파세포들이 배설되고 있었다.

　나는 본인과의 담화를 통하여 내가 쓰고 있는 골반 녹색주사를 맞아 전립선을 청리(나쁜물질과 조직을 청소하고 정상기능을 회복하게 하는 것)해보려고 제기하자 그의 의도도 이 주사를 맞으려고 찾아왔었다는 것이다.

　5일을 한 개 주기로 전립선액마사지로 분비액을 채취하여 꼭꼭 검사를 하였는데 육안으로도 볼 수 있을 농성 분비물에는 오래되어 검은 피까지 함유되어 진한 자색을 띄었고 썩은 냄새도 심하였다. 그러나 배설이 잘 되어 한달이 되니 기본적으로 색이 흰색으로 변하였고 현미경하에서 임파세포는 거의 보이지 않았다. 10일의 시간이 더 걸려 전립선액은 레시틴도 많아졌고 거대세포, 임파세포, 백혈구, 적혈구들은 없어져 기본적으로 정상 전립선분비액을 검사할 수 있었다.

　환자의 정서도 퍽 좋아졌고 많은 소변증상, 골반통증들이 사라지기 시작하였고 얼굴색, 얼굴표정도 정상으로 회복되게 되었다. 나는 환자를 돌아가도록 권유하였는데 그때 그는 이런 문의를 하였다. "좀 더 치료하렵니다" "지금의 신체상황 각종 증상 정서가 회복되었는데 더 있어 뭐합니까?" "나는 전립선암 진단이 혹시 오진이 아니였는가를 생각하였지만 현대 의학에서의 PSA검사가 오진일 수 있겠는가? 속으로 생각할 뿐 말은 하지 못하고 있었다.

　그는 또 이런 문의를 하였다. "돌아가 일하여도 됩니까?" "할 수 있을 것 같은가?"하고 반문하니 "예! 지금 같아서는 일을 할 수 있을 것 같은데.." 나는 단호히 찬성하였다. "암"이라는 진단에 정신적 타격이 더 심하였을 그를 생각하니 나는 쉬라는 말을 하는 것 대신 "하라"고 했는데 그가 말하기를 "PD 일이 쉽지 않습니다 산에도 바다에도 추운날 더운날 밤낮없이 험한 일을 찾아다녀야 합니다?

나는 할 수 있는데까지 해 보라고 하였다. 기쁘게 인사를 나누고 떠난 그 얼마 안가서 메일을 보내왔다. 제1부 드라마가 이제 곧 SBS에서 방영이 시작된다는 것이었습니다.

그때로부터 나는 마음을 조여가며 매일매일 방영시간을 지켜가며 관람하였다. "혹시 다시 이프기 시작하여 혹시 정말 암이 다시 발생하여 드라마가 지체되는 것은 아닐지?" 나는 근심과 기쁜의 교차속에서 끝내 그 드라마를 끝까지 관람하였다. 이미 20년은 더 지났으리라고 여겨지지만 나는 여전히 "오진이 아닐까"하고 생각할 때가 많다.

전립선 선모 내용물 (전립선 분비액)과 임파계통지간에는 내피층과 기저막으로 구성한 장벽으로 르상 격리되어 있으며 종양 혹은 기타병변이 이 장벽을 파괴할 때 전립선 선포내용물은 즉시에 임파계통에 흘러들어 다시 혈액순환에 진입하게 되면서 외부 혈액중에서 PSA가 높아지게 된다.

방생에서 사용하고 있는 골반주사액은 중약으로서의 녹색작용을 하는데 전립선의 혈액순환을 강화하는 작용으로 전립선 청리를 하며 혈액순환을 강화하는 것으로 파괴된 조직들을 재건설한다. 환자의 전립선은 어떤 원인? 주요하게는 염증으로 장벽이 파괴되어 전립선 선포내용물이 임파계통에 흘러들어 다시 혈액 순환에 진입되어 혈액 중 PSA가 높아지게 된 것이 아닌지?

더욱이는 전립선액에서 대량의 임파세포 백혈구를 함유한

것도 역시 선포의 파괴로 이런 염증세포들이 혈액에 전파된 것이 아닌지?

나는 더 해석할 길이 없다. 많은 현대설비를 갖춘 연구소들이 계속되는 연구를 하기 바란다. 그러면 나의 방법으로 전립선암의 초기 치료와 예방에 더 큰 공헌을 할 것이 아닌가?

나는 이런 전립선암 환자들을 접수한 적이 있었다. 이XX 62세 폐암진단을 받고 폐엽도 절제하였었다. 이미 방광에까지 전이가 시작되었고 전신은 아주 쇠약했었다. 암치료에 견디기 힘들어 임시 치료를 그만둘 수는 없고 이 병원주사라도 놓아 달라고 북경에서 찾아온 환자였으나 나의 문진부는 이런 중환자를 취급할 수 없었다.

공XX64세 혈뇨가 있자 그 즉시로 병원을 찾았는데 전립선암 3기였다. 전립선 외막이 조금 파열은 있었어도 전이가 없어 수술을 받고 찾아왔는데 신체상황은 괜찮은 편이었다. 다만 계속되는 재발을 방지하려고 주사를 놓아 달라기에 한달 간의 치료를 한 중국 료녕성 대련시 환자였다. 치료시 전립선액 검사는 처음에는 염증세포들이 현미경상에 많았으나 점차 맑아졌다. 이 과정이 재발을 방지하고 전립선 조직을 재생시키는 유일한 방법이 아닐지?

고환에 모래를 저장했습니다

닭의 똥집에는 많은 모래를 저장하고 있으나 닭의 고환에는 모래를 저장하지 않습니다. 그러나 남성 고환에 많은 모래로 저장하고 있는 것을 들어본 적이 있습니까? 본 적이 있습니까? 나는 서울의 한 결혼 남성의 고환에는 작은 모래들이 가득 들어 있습니다.

초음파 검사에서 보면 양측 고환에는 많은 폐섬유화 된 것 같은 점들이 아주 많이 균일하게 분포되어 있는데 의학에서는 마치 작은 모래들이 가득한 것으로 보이기에 미석증이라고 부릅니다.

한XX 는 바로 이런 미석증 환자입니다. 한국 검사에서 이미 결혼한지도 몇 년되는데 아이도 없고 정액검사에서도 정자량이 적은데다 죽은 정자여서 임신이 안된다고 말하였습니다. 거기에 전립선염도 심하여 전립선 분비액은 농이 가득 차있었습니다. 전립선염도 심해 치료가 불가능한데다 고환에 낭종도 수개가 있었는데 그 중 큰 것은 2.8*2*2.3의 크기였고 고환초음파시 고환의 모양도 균일하지 못하여 역시 치료가 불가능하여 정자를 살릴 가능성은 거의 없는 것으로 판정 받아 치료를 거절당하였습니다. 여러 곳에 문의한 결과 한국 김도균이 꾸린 50여명의 전립선염 밴드에서 치료의 가능성을 느끼고 2017년 11월 6일 서울에서 나를 찾아왔다.

고환 미석증을 30여명 치료하여 본 경험에 의하면 미석증은 치료전이나 치료후이나 한가지로 변화를 보지 못하였고 호전이란 더욱 말할 나위없는 고질병이라고 생각되나 이 환자들은 모두가 심한 전립선염을 겸하고 있고 부고환에도 심한 염증들이 있었습니다. 다만 이런 합병증들은 기본적으로 치료가 되었다. 놀라운 것은 이런 병들의 치료결과 미석증은 치료가 되지 않았어도 정자는 놀라운 변화를 가져와 죽은 정자, 적은 량의 정자로부터 증가되어 임신 할 수 있는 양에 도달하였고 그

활동들도 A급,B급 정자가 30%이상으로 증가되고 C도 40% 이상 더는 죽은 정자, 적은 량의 정자로 말하기 어려울 정도로 변화를 가져오고 성기능도 회복되었다. 이런 경험에 근거하여 나는 한XX도 전립선액이 농성 분비물로부터 레시틴량이 100%이고 더는 염증세포가 보이지 않는 깨끗한 전립선으로 치료효과를 보게 되었고 고환의 실질조직은 불균형 하던 것이 균일해졌고 음낭이 습하고 차가운 증상도 소실되어 성기능을 회복하였다. 정자의 변화를 보면 임신도 가능할 수 있는데 치료가 되지 않은 미석증은 어떤 반작용을 일으킬는지? 임신을 단언하기는 더 필요한 연구결과가 있어야 하거니 그렇지 않으면 좀 더 기다려봄도 어떠할지?

어린나이에 그의 좌측 하지 동맥들에 혈관플라크가 있었고 오른쪽 경동맥은 명확히 가늘어졌다. 치료결과 소변이 잦고 시원치 못하던 증상도 명확한 호전을 보였고 소변과 전립선에서 검출되던 3가지 세균들도 모두 3차의 검사에서 음성이었다.

미석증은 합병증들이 호전됨에 따라 시간이 지나면 새로운 변화를 가져올 수 있을런지?

그의 정자 변화와 성기능의 회복을 축하하여 한국 환자 6명 함께 그의 결혼 1주년 기념파티를 열어주었다. 비록 기쁘게 그는 돌아갔어도 나는 여전히 그의 미석증 때문에 마음이 무겁다. 전립선염과 남성병 하지 혈관들의 혈액순환이 잘 되지 않는 것으로 이런 병이 왔는지? 아니면 이런 병으로 하여 남성질병들이 온 것인지? 앞으로 이 병의 호전은 기대할 수 없는 것인지? 환자와 공존하여도 기타병들의 호전으로 더 심해지거나 다시 증상들을 일으킬 수는 없을런지?

나는 많은 성의학 전문가들의 동참으로 연구가 계속되었으면 하고 바랄 뿐이다.

활짝 핀 나팔꽃 해님이 솟아오르자 얼굴을 숨긴다

해님을 맞이하려 앞마당 울타리를 발발 기여 오르던 나팔꽃들 꽃잎 벌려 해님을 포용하려 기다린다. 해님이 동산에 오른다. 붉게 붉게 햇살로 지구향해 넓은 가슴헤친다. 방긋웃어 보이며 대지를 포용하련다. 나팔꽃과 키스하련다. 그러나 언제나 수줍은 나팔꽃 이 시각에도 어느새 꽃잎파리들끼리 꼭 껴안고 해님을 피한다. 하는 수 없는 해님 다시 내일 아침을 기다릴 수 밖에.

그런데 언제 꼭 안아 보려는지. 또 그 시각은 몇 분일까? 행복도 모두 이런 순간인가?

내가 본 그들의 몸에 피어난 괄약근 나팔꽃. 기다릴 줄 모르고 멀쩡한 그들. 향기도 열정도 없이 기다리기는커녕 밉쌀스러운 그 "꽃" 향기는커녕 쓰레기 냄새만 풍긴다. 똥냄새? 오줌냄새? 아니면 비리고 썩은 냄새? 나는 내가 본 이런 쓰러지는 나팔꽃들을 하나하나 적어보련다.

1. 떡 고무로 된 방광 정낭

유XX 10년간 바다에서 태풍과 싸우고 밤낮 바닷물에 온몸이 습기를 피면치 못하고 추위에 덜덜떨어야하며 지난 세월 10여년이다. 바람, 냉기, 습기는 그의 전립선 만성염증을 일으켰고 전립선통증을 일으켰다.

소변이 잦고 저리고 빈뇨가 수시로 발작하여도 육지로 나갈수 없다. 음낭은 점점 더 차갑고 습기가 심하더니 음낭 통증과 함께 성기능 장애가 온다. 정낭도 예외없이 만성염증을 일으켜 조루이 심하다. 음낭, 정낭, 통증, 회음부 엉덩이 근육통, 골절통…. 어느 것이라고 건강한 곳이 있겠는가? 그러나 조국의 해안선을 튼튼히 지키는 것이 그들의 천직이다. 누가 육지에서 근무하는 업종이 그에게 필요함을 느끼지 않을 수 있는가? 지켜야 한다. 이순신장군을 본받아 나도 이순신장군같은 훌륭한 한국의 해군장교로…. 10여년의 임무를 완수하고 나니 그의 몸은 엉망이다. 나는 그를 검진하였었다. 정낭 배설관 – 요도에 핀 정낭 나팔꽃. 그로 인해 조루가 심하다. 정낭 배설관 괄약근이 수축 이완 작용을 잃었다. 소변 대변 후 소변을 보아도 대변을 보아도 줄줄 뒤따라 나오는 점액성 분비물. 수음을 하여도 어느새 나가버렸는지 정액은 그의 사정흥분과 동반되지 않고 먼저 줄줄 흘러내린다.

장기간의 이런 정낭염증으로 정낭벽은 점점 굳어져 수음 후의 통증이 심하였다. 방광도 마찬가지로 방광 하부 요도관 시작에 장치된 수도꼭지와도 같은 괄약근 배설구도 수축, 이완 작용을 잃어 소변 후 잔뇨는 늘 옷을 적시기도 한다. 더욱 고통스러운 것은 방광벽은 두꺼워졌는지 아니면 탄력이 부족하여 마치 고무풍선을 질 좋은 참고무로 만들지 못하고 떡고무로 만든 듯 소변을 볼 때면 혹은 금방 본 후 치골연합상부의 아래배가 심하게 아프다. 다음 그의 항문괄약근에 핀 나팔꽃을 보기로 하자.

다행히 너무 심하지 않아 본인은 대변이 자동적으로 팬티에 남는 일은 없어도 나는 전립선을 검사할 때마다 직장수지검사를 하게 되는데 퍽 가슴이 아프다. 왜? 너무나 힘없이 쉽게 손가락이 항문괄약근에 풍덩 들어가기 때문이다. 힘이 없어도 너무 없는거 아닌가? 나는 환자에게 살짝 귀뜸 할 뿐이다. "항문 수축력이 없구만" "무슨 말씀입니까?" "손가락 삽입이 좀 쉽다는거요" 항문, 방광개구부 정낭배설구가 비틀어진 나팔꽃으로 되어 아침해를 기다릴때처럼 활짝 필 줄도 모르고 해님이 방긋 웃을 때처럼 이미 꼭 다물어진 나팔꽃처럼 되지 못한다는 의미이다.

이런 이완 현상은 하복부에서만 나타날뿐만 아니라 전신에도 볼 수 있다. 더욱 가슴 아픈 일은 그의 얼굴 피부이다. 해군, 공군은 인물 체격도 멋져야 한다는 말을 들은 기억이 나는데 이 환자가 바로 이렇게 180cm이상의 키에 멋지게 생긴 얼굴, 거기에 배우인양 늘 웃는 눈…. 헌데 장가도 가지 않은 그의 얼굴 근육은 너무도 수축력이 없이 걸어도 출렁임을 관찰할 수 있었고 턱아래 양켠으로 좀 처진감이 났다.

근 일년넘게 얼굴에 기혈평형요법으로 쓰는 주사액을 부지런히 발랐다. 두번째로 찾아왔을 때 그의 처진 두 볼은 이네 자취를 감추었다. 전립선염의 치료와 함께 그의 괄약근들도 탄력을 회복하여 항문은 손가락 삽입시에 저항력을 충분히 감수할 수 있었고 정낭으로 인한 심한 조루, 소변후의 잔뇨로 인한 팬티도 적시는 일이 없다. 비록 전립선도 깨끗이 염증이 제거되었어도 그의 방광 정낭의 소변시, 소변후, 정낭의 수음시, 수음후의 아픔은 비록 그의 말로 1/10이 감소되었다하여 아직도 현저한 통증을 느낀다. 떡고무로 된 방광과 정낭벽 비록 그 탄력을 회복하려면 아직도 1~2년의 시간을 기다려야 하지만 그것은 100%의 회복은 되지 않을 것 같으나 비록 정상생활에는 지장이 없어도 부지런한 운동과 함께 간단한 활혈요법을 견지하여 좀 더 자유로운 생활을 해나갈 수 있도록 의사의 노력보다는 자신의 끈질긴 노력을 우선으로 하기 바란다. 전립선염 환자들도 그와 같은 생활환경이 아니라도 전립선염이 있고 또 합병증들도 명확하다면 빨리 치료할수록 그 치료가 완치될 수 있으니 약간의 후유증도 남기지 말고 제때에 치료하기를 권장하고 싶다.

2. 시들어진 항문 괄약근 나팔꽃

중학교 수학교사로 금방 정년퇴직하였다. 한국에 간다면 중국어교사, 수학교사로 심한 체력노동이 아니어도 돈을 벌 수 있으련만.

이미 4년이 더 되는 시간, 그는 전립선비대로 빈뇨가 심하였다. 아이도 둘이나 있고 이에 60을 넘었으니 성기능으로는 근심하지 않았으나 오줌이 잦고 아무리 주의한다 하여도 늘 팬티에서 소변냄새가 나는데 어떻게 출국까지 고려할 수 있겠는가? 그는 혹시 방생에는 방법이 없겠나 싶어 나를 찾아왔다.

전립선 비대가 아닌 것 같다. 비록 크기는 좀 비대되었어도 염증이 심하여 오는 증상같았다. 전립선염증 합병증으로 대변은 굳어 똥은 팬티에 묻히지 않았어도 완전 열린 항문이다. 나는 환자 선생님의 체면을 고려하여 죽은 사람의 항문처럼 완전히 열려 있다는 말은 할 수 없었다.

전립선염증 치료에서 너무도 많은 염증분비물이 배설되고

전립선이 부드러워지기 시작하니 전립선 크기는 현저히 작아지기 시작하였다. 촉진 시 딱딱하던 전립선이 변화하면서 소변도 규칙적이었으며 항문괄약근의 수축력도 점차 변화가 있었다. 이때에야 나는 조심히 직장수지검사에서 나의 손가락이 저항받는걸 느끼게 됩니다. 활짝 피어있던 쓰러진 나팔꽃이 좀 잎사귀가 보이기 시작합니다. 환자는 대답을 하지 못한다. "의사가 다 알고 계셨구나"하는 표정인지 얼굴이 붉어진다.

그의 치료는 2달을 넘겼다. 항문은 완전 수축을 회복하였고 전립선염으로 온 증후도 예견한 나의 진단은 완전히 정확하였다. 다음번의 전립선 초음파 검사는 정상크기에 불균일하던 전립선조직은 균일하여 졌고 소변증상은 완전 정상으로 빈뇨가 없어졌을 뿐만 아니라 소변이 맥이 없어 늘 변기 밖에 소변을 보게 되어 가까이 변기에 다가서던 그가 아주 강한 남성의 폭포를 보였다. 방광괄약근도 꼭 다물고 있는 나팔꽃이 되었구나. 소변이 나가기를 기다려서야 활짝 피는 순간의 괄약근 나팔꽃….

얼마되지 않아 한국에서 전화가 왔다. "저 X선생입니다. 온몸에 힘이 납니다. 두려움도 없이 깨끗하고…" 나는 그의 한국행이 건강과 함께 행복속에서 많은 돈을 벌어서 돌아오라고 축하를 하였다.

의사 말 한마디에 정신병으로

의사는 환자를 구한다고? 전립선후유증의 많은 환자들 열심히 "남성을 찾으려고" 병원을 찾아다녔다. 한 해도 아닌 8

년 10년? 그런데 그 결과는? 과연 전립선통 환자들의 병례 중에 대부분 환자들은 "방법이 없습니다. 그렇게 살아야지요." "장기 자체가 피가 흐를 수 없으니 약을 어떻게 쓴다는 말입니까?" 더 망가지고 자신감을 잃고… 그러나 그는 자기가 죽을 생각은 없이 처와 두 아이를 죽이려고 칼을 들었다.

40세의 XXX 흑룡강성 하얼빈 외곽에 사는 착하고 부지런한 농사꾼이다. 현명하고 성숙하며 예쁘게 생긴 부인은 아들, 딸 둘을 낳아 키웠는데 그 애들마저 엄마 아빠를 닮아 영리하고 예쁘고 건강히 잘 자랐고 공부도 잘하여 학교의 자랑이었다. 이상 누님 3명은 하나의 남동생을 더 없이 사랑하고 아껴주었기에 그의 4남매는 대가정으로 특별히 화목하였고 그도 이 대가정의 주인노릇을 하였다. 그런데 이 행복한 가정에 생각밖의 큰 불행이 닥쳐왔다. 거의 일년 남짓히 "허리가 아프다"며 병원을 드나들더니 호전은커녕 그의 얼굴 인상이 크게 변화한다. "우울증"인가? 말도 없고 머리를 푹 숙이고 사람대하기도 싫어 하고…

그러던 어느 날 누나와 매부들을 모아 놓고 가정회의를 소집한다. "하얼빈병원에서 치료가 되지 않으니 조선족이 많은 목단강에 가보렵니다". 그가 용기를 내고 "신장염" 치료를 가겠다기에 다들 동의하였고 서로 돈을 보태어 그를 떠내 보냈다. 퍽 정신적으로 자신감이 있어하기에 별 생각 없이 혼자 그를 보내고 아이들과 하나 올캐를 안심시키며 그의 집에 모여 그가 오기를 기다리고 있었다.

이튿날에야 쏜살같이 집에 들어오는 그는 부엌에 들어가더니 식칼을 들고 나온다. 갑자기 일어난 일에 모두가 놀라 눈이 휘둥그레졌다. 매부들이 그를 잽싸게 끌어안고 손에서 칼을 빼앗는데 순식간에 아수라장이 된 집안은 무슨 영문이지를 모르는데 그는 완전히 정신병자의 상태다. "모조리 찔러버릴거다. 나를 배신하고 다른 남자의 아이를 낳은 처, 애들 모조리 죽여버릴 테다". 대체 목단강에서 무슨 일이 있었기에 이틀사이에 이렇게 변할 수 있을까?

셋째 매부는 목단강 병원을 찾아 떠났다. 원래 신염이 아니라 성기능이 없어 처에게 미안하여 신염이라 속이고 치료하느라고 애썼다고 한다. 목단강 병원의 젊은 남성의사가 "그런 걱정하지 마세요. 좋은 방법이 있으니 걱정하지 마세요" 한편 안심시키며 그의 생식기도 검사하였으나 큰 문제가 없었고 그의 전립선을 검사하였는데 전립선액이 나온 것이 아니라 정액이 나왔고 몽땅 죽은 정자였다. "정자가 다 죽어서 애를 낳으려해도 지금은 가능성이 없구만" 그의 말이 떨어지기도 전에 환자는 어째서인가를 물을 생각도 없이 "나는 돌아갑니다" 하며 두말없이 어느새 사라져버렸다고 한다. 그런데 환자는 그 즉시로 집에 돌아왔고 와서의 행동은 완전히 "정신병자"같았다.

다행히 형제들이 모두 집에 계셨기에 그의 처를 보호해 달려나가고 또 다른 형제들은 애들을 보호해 숨겨놓고.. 대 난리가 벌어졌다. 큰 매부는 가장 억세게 생긴 분인데 처남을 붙잡아 병원으로 떠났다. 병원에서는 정신병발작이라고 하얼빈 정신병원에 입원시켰다. 이때로부터 그는 2년간이나 하얼빈 정신병원에 "입원"되어 있었는데 한족들이 많은 병원에서 줄곧 여러 사람들의 놀림을 당하며 먹을 것도 빼앗기고…. 형제들은 토론끝에 조선족지구-연변정신병원으로 입원시키기로 하고 1명의 누나와 함께 매부 2명이 그를 보호해 연변을 찾아오고 있었다. 기차에 올라 왕청에 도착했을 때 한 손님은 괴상한 그들 일행을 보던 끝에 조용히 그들과 문의하게 되었다. 누나는 자초지종을 상세히 이야기해 드렸는데 그 손님은 "성으로 온 정신병이면 먼저 성의학전문가부터 찾는 것이 어떠할까요? "정신"병원에 가면 다시 사랑을 구하기 어려울 것 같은데?"

그의 말에 꼼꼼히 묻던 그들 일행은 연길역에서 정신병원이 아닌 방생문진부를 찾아왔다. 여러사람이 한 남성을 둘러싸서 함께 들어온지라 병원을 잘못 찾지도 않았다고 하여 마중나가 물었더니 누나되는 분이 상세한 이야기를 하여 주었다.

정신병의 원인은 성기능장애로 이미 우울증까지 온 환자에게 "죽은 정자로 아기 낳을 수도 없구나" 한마디가 병의 근원이다. 나는 그와 "친근한 담화"로 그의 동의를 얻고 검사하기 시작하였다. 거절하려던 그는 퍽 말은 없어도 협조가 잘 되었다. 나는 전립선액을 받아 슬쩍 보니 확실히 정자가 많이 섞여 나왔는데 죽은 정자들이다. 나는 보지 않은 것처럼 그를 보고 말을 시작하였다. "스스로 먼저 보시고 확실히 죽은 정자가 함께 나왔다면 그것은 전립선염이 심하다는 것을 말해 주는데 만약 치료과정에서 전립선이 좋아진다면 전립선액에는 정자가 적게 따라나오니 또 더러 산 정자를 볼 수 있고 만약 전립선염이 정상으로 회복되었는데도 여전히 정자가 죽은 대로 라면 그건 정말 불륜이니 집에서 쫓아버리도록 합시다" "동의합니까?"고 묻자 그는 머리를 끄덕였다. 나는 기혈평형요법으로 활혈(피가 잘 돌도록 하는 것)하기 시작하였고 전립선에 쓰레기들을 청리(나쁜 물질을 배출하고 조직을 회복하는 것)하기 시작하였다. 15일간의 치료를 거쳐 나는 다시 전립선액을 채취하고 현미경에 초점을 맞추었다. 나는 이미 정자들이 아주 적어졌고 레시틴이 많아졌으며 산 정자들이 보였다.

나는 우선 그를 보라하고 하나하나 본 것을 이야기하게 하였다. "다릅니다. 흰 물방울은 무엇입니까?" "왜 정자는 적어졌고 대부분 올챙이처럼 움직입니까?" 나는 그의 등을 두드려주며 올챙이 아닌 살아 움직이는 정자입니다" 나는 그를 포옹하였다. 15일 전립선 치료에 이렇게 좋은 변화가 있는데 왜 아이를 못 낳아. 이전엔 이런 병이 없어 애도 낳을 수 있었고 이제 좀 더 치료하면 또 애를 낳을 수 있어"…. 병원은 들끓었다. 그를 축하하며 모두 말을 아끼지 않았다. 다시 10여일간의 치료 후 그의 정자검사가 다시 진행되었다. 전립선염이 심하지 않고 시간이 2년밖에 안되어 치료가 빨랐다. 정신 회복이 첫번째였는데 성공한 셈이다.

집으로 돌아가게 되자 그는 의사선생님을 식당에 모시겠다 하며 누나에게 돈을 달라 했고 간호사들도 인사를 따로 하겠다고 하였다. 그의 정성을 거절할 수 없다. 더구나 이제 금방 좋아지기 시작하는 정신병인데. 나는 그가 몰래 가만히 돈을 누나에게 다시 쥐여주었다. 누나는 나에게 돈을 주며 "우리가 간 후 간호사들과 함께 이 애가 손님 대접하듯 함께 잡수세요" 하며 돈을 내밀었고 동생에게는 "우리 식구가 많으니 함께 하지 말고 이렇게 처리하는 것이 어때?" 그도 대 찬성이었다.

치료과정에 매일 그가 오면 모두가 출입구를 지켜야하며 긴장하던 병원은 너무 조용해졌다. 여관주인도 그들을 도와 함께 밤에 지키고 있었다. 그저 기회만 있으면 기차역으로 도망가는 그는 차만 타면 집에 가 모조리 죽여버리는 거이 그의 목적이었다. 허나 앞장서 인사도 곱게 하며 누나 매부한테도 인사하며 "애들이 보고 싶다"는 그의 뒷모습을 바라보며 나는 깊이 사색에 잠겼다. 성을 연구하려면 우선 심리의사부터 되어야 한다는 것을 늘 잊지 않고 환자를 대하였기에 나는 한가족에게 행복을 안겨주었다.

남성 특히는 젊은 남성들은 10명 중 7명은 우울증 "치료가 더는 방법이 없다"는 한마디에도 쉽게 생명마저 포기하려 한다. 그들에게는 남성질병 특히 전립선염의 성공적 치료는 그들의 건강을 찾아 주었고, 생명을 구하고, 가정과 친속모두에게 행복을 선물하는 것이다.

나는 깊은 사색에 잠겼다. 아버지 생각이 나서였다 .2월20일에 태어난 딸을 두고 항일전쟁에 참가하여 장춘해방으로부터 해남도까지 해방하고 다시 정주에 집결하여 항미원조에 조선전쟁에 나가신 아버지……부산전투에서 다리를 부상당하여 회령야전병원에 입원하여 한달치료를 받고 부대에서는 집으로 돌아가라 했으나 기여히 련장인 나는 나의 련을 지휘해야 한다며 다시 부상에 갔고 전투는 계속되어 단양까지 나갔으나 최후의 승리를 보시지 못하고 단양에서 사망하셨다

전쟁시기도아닌 오늘 적도아닌 내 가족을 식칼로 몰쌀시키려한다니? 생각할수록 억울한 일이다. 이것이 의사의 진단치료 결과라는것이 이해되지 않습니다.

내가 동감하는 일본 암 전문의사 近膝诚이제기하는 문장을 함께 공유하고 싶어 올립니다.

암전문의의 충고입니다.

의사에게 살해당하지 않기 위한 42가지의 비결(많은 본문을 생략함)이 있습니다. 그 중에는 이런 한가지 비결이 있습니다.

　"병원에 자주가는 사람일수록 빨리 죽는다. 미국 의료 보험 가입자 5만명을 대상으로 장시간 걸쳐 조사해본 결과 만족도가 가장 높은 그룹의 사망률은 병원 만족으로 가장 낮은 그룹에 비해 26%높다. 40여년간 암 절제를 해온 의사는 암은 아무리 절제해도 낳지 않고 항암제는고통을 줄 뿐이라고 말하고 있으며 의료 행위에 대해서 만큼은 믿지 말고 합리적으로 자신을 믿으며 생각해 보는 것이 매우 중요하다.'

　어쩌면 이 말도 생각해 볼만하지 않을까요?

《남의 고질병을 이렇게도 이해 못해주었구나》

　47세라는 ×××, 농촌에서는 큰 노동력이고 가정에서는 큰 기둥인데 아내가 농사일하고 집에서 약간의 가정일이나 돌보는 이 남성《병원에 가면 별일없다는데 농촌에서 저렇게 일하기 싫어 바깥에도 나오지 않고 아내를 밭일하게 하는 저런 남성이 있어 우리들까지 다 망신스럽다》《차라리 그 아래에 달린 것까지 식칼로 잘라버리고 집에 있을거지?》아픔과 비난속에서 마음은 더더욱 안타깝기만 하고 남보기가 부끄럽고 비난받기도 싫어 바깥출입을 잘 하지 않고 아예 우울증으로 말 한마디도 없었습니다. 보기 안쓰러웠던 아내는 도처에 수소문하여 방생문진부를 찾았을 때의 그의 모습은 수년 입원치료를 받는 환자인양 해쓱하고 여위고 전신의 맥마저 다 풀린양 말조차없이 아내를 따라 진찰실에 들어온 그는 가만히 서있고 묻는 말도 아내가 대답하였습니다.

검사결과 만성전립선염, 만성전립선통증으로 배뇨장애가 심하였습니다. 소변검사도 수차 있었지만 전립선염 후유증이라고 치료가 안된다는 것이었습니다. 그저 몹시 아프면 항생제를 쓰라고 하였지만 항생제 역시 그의 골반통증과 소변증상을 해결할 수 없었습니다.

그러나 전립선염의 근치와 함께 그의 골반통도 약간의 호전을 가져왔습니다. 하지만 경제난으로 인해 계속되는 면역치료와 혈액순환치료가 진행될 수 없어 호전이 늦었습니다. 늘 전화에서 신심잃은 목소리였지만 음식요법과 약간의 활동으로 신체를 단련하라는 저의 말에서 또 다시 신심을 얻고 기다리고 기다리게 되었는데 전립선염의 녹색치료로 인한 근치는 그의 골반통을 비록 반년, 1년의 장시간되는 회복기를 거쳤지만 끝내 그의 얼굴에 웃음기를 띄울수 있게 하였고 다시 포전에서 남성답게 일할 수 있게 되었습니다. 그때서야 마을 남성들도《남의 고질병을 이렇게도 이해 못해주었구나》고 미안과 동정의 뜻을 표하게 되었습니다.

전립선 통증 증후군이란?

정상인에 비해 전립선염증에서 비정상적인 T림프구나 염증성 cytokine등이 증가될때 우선 소변으로부터 자가 면역 질환의 가능성을 생각할 수 있으며 간질성 방광염이 생기는 원인과 비슷한 기전으로 만성전립선통증증후군이 발생할 수 있다고도 봅니다.

간질성 방광염 원인이 똑똑히 밝혀지지 못하듯이 만성전립선 통증 증후군의 원인도 똑똑히 밝혀지지 못하고 있는 상황입니다.

만성 전립선통증 증후군 환자 60명 중 58%에서 간질성 방광염이 동반되었다는 보고도 있는데, 만성 전립선 증후군 환자에서 간질성 방광염의 동반 가능성 또는 간질성 방광염 환자를 오진할 가능성과 간질성 방광염과 같은 병인으로 발생할 가능성을 충분히 생각 할 수 있습니다.

만성 전립선염 환자들의 후유증이 만성 전립선 통증 즉 만성 골반 결체 조직염증을 일으키는 원인이 바로 이를 증명하여줍니다.

중추 신경계와 하부요도 말초 신경계의 부조화를 만성 전립선 통증후유증이 발생하는데 이는 또 다른 기능성으로 정신 질환을 합병 하기도합니다.

일종의 정신, 신체적인 병의 한 종류로 나타낼 경우 만성 전립선 통증 후유증 환자에서 우울성 빈도가 높은 것을 예로 들 수 있습니다. 더욱이는 만성 전립선 통증의 증후군이 치료되지 않음으로 인하여 2차적인 정신적 문제가 발생하는 가능성도 있습니다. 예를 들어 만성 전립선 통 후유증 환자들을 전립선 선체의 분비 고환의 분비에도 직접 영향을 주기에 남성 호르몬 분비의 문란현상이 조성되게 됩니다. 때문에 마치 갱년기양 증상들이 경하게 혹은 중하게 거의 절반이상의 환자에서 나타나게 됩니다. 심하면 아예 정신병으로 취급받아 정신 병원에서 일생을 보내야 합니다.

이상의 원인들 중에서 만성 전립선 통증 증후군의 병인은 한가지 원인이 아니라 염증과 요역류 자가면역질환 골반 부위의 손상들의 여러가지 요소가 서로 복합적으로 작용하여 발생할 수 있다는 것을 보아 낼수있습니다.

급성 골반염을 단 일회 앓았다해도 감염의 후유증으로 골반 장기의 유착을 남기게 된다. 치유되었다해도 생식력을 잃거나 성기능장애 골반통증, 배뇨이상, 골반 결체 조직염 등을 후유증으로 남기게됩니다.

아래에 만성 골반결체 조직염에 대해 좀더 상세히 이야기해 보기로 합시다

만성 골반 결체 조직 급성 염증이 철저히 치유되지 않아 골반내 장기들의 광범한 유착을 일으키게 되며 골반벽결체 조직에 영향을 주게 됩니다. 골반 장기주위 조직이 비후되고 마치 부채 모양으로 직접 골반에 염증이 침투됩니다.

전립선 상부와 방광저부, 전립선과, 수정관 관벽이 복부와 접촉하여 그 앞부분에 위치한 치골연합, 뒤부분에 위치한 직장과 인접되어 복부의 유착, 염증덩어리 등을 형성하며 특히 전립선 배설관을 요도 기저부에 개구됩니다. 전립선 요도에 대한 만성 염증 후유증은 그 영향이 많고 엄중하여 늘 만성 요도염의 빈뇨, 요배설 장애, 요도배뇨통을 일으키며 심하게 전신건강과 수면에까지 영향을 줍니다.

이뿐만이 아니라, 골반강의 복잡한 신경, 혈관의 분포는 더욱 신체에 엄중한 영향을 일으킵니다.

방광은 소골반강내 소변이 없을 경우에는 방광 윗부분이 치골 연합 상부를 초과하지 않으나 방광이 소변으로 가득 찬 경우에는 치골연합 경계를 훨씬 초월하여 방광앞, 저부는 직접

치골연합주변에 위치하며 그 사이에는 결체 조직과 아주 복잡하고 많은 혈관총이 형성되어있습니다.

방광의 앞, 아래면은 비교적 부드러운 결체 조직과 근막, 항문 괄약근과 인접되었습니다.

방광의 뒤. 아래면은 남성의 정낭관, 수정관들이 직접 복부와 접촉하고 말초에서 비교적 부드러운 결체 조직과 직장벽이 인접되었습니다.

방광하벽은 전립선과, 방광상부는 복막으로 소장과 함께 덮혀있습니다.

이런 린접된 조직들사이의 관계는 방광 질환을 가중시키고 골반통을 일으킬 수 있는 직접적인 요인으로도 작용합니다.

이외에도 요추신경 2~4에서 나와 골반강 장기에 분포외므로 직접적으로 요부통, 엉덩이통, 하지통, 골반벽통을 호소하는 주요원인의 하나입니다.

골반에 분포된 부교감신경의 저부 중수는 2.3.4 骶节(천골) 안에서 骶(천추) 신경이 출발하여 골반장기 신경을 조성하며 골반벽을 뚫고 골반 신경총을 이룸니다. 하행결장(강결장)과 S상 결장(을상결장)은 소골반강내의 각 장기 부근과 벽내의 신경절과 교체한 후 结后纤维을 따라 각 장기에 분포됩니다.

골반에 분포된 교감신경의 흥분은 대개 몸상태가 안좋을 때 일어나는데 이는 신체 평형과 생리 상태를 보장하여 주는 작용을 하게됩니다.

이상 신경분포로부터 알 수 있는 바 만성 전립선염이 증상은 있어도 전립선액의 현미경검사, 세균배양검사에서 염증 또는 감염 소견이 없으면 전립선 주위 장기의 기능성 이상이 전립선통의 유발요인일 것으로 인정됩니다.

이런 경우에는 골반 근육의 습관성 수축에 의한 긴장성 근육통, 요도 괄약근 및 방광경부근육의 경련으로 인한 기능성 폐쇄들을 일으키게 되므로 많은 골반통증은 물론 방광요도의 통증, 배뇨장애를 호소합니다.

골반 내 혈액 분포도 특히 복잡하여 많은 혈액총을 형성하게 됩니다. 즉 골반 천추안 동맥은 많은 분지를 형성하는데 이를 분총이라 합니다. 분총은 골반장기에 거미줄 같이 복잡하게 호상 연계된 직장총, 방광총, 수정관총, 전립선총, 음경해면체총을 형성하여 혈액공급을 할뿐만 아니라 국부의 질병을 골반장기들에 전파하는데 유리한 조건을 형성하여 주며 통증도 증가시킵니다.

이상의 골반강내의 신경, 혈관의 분포특점으로 하여 골반통은 흔히 볼 수 있으며 심각한 질병으로 취급받게 됩니다. 한 마디로 비유한다면 골반강은 마치 오염된 습지와 같이 빠지면 나올 수 없는 복잡한 곳이라고 피해갈 수도 없어 여기에 합병된 질병 역시 치료가 쉽지 않은 고질병들이라는 것을 알 수 있습니다.

아래의 병력에서 자세히 살펴보기로합시다.

양로원 사장은 노인들의 아들

백두산 아래 오붓한 마을 뒤켠에는 노인들이 전하는 말에 의하면 100년이 넘는 버드나무가 우물을 지키고 있다 합니다. 우물에는 많은 노인들이 모여 늘 자기 아들 자랑을 하며 재미

있는 하루를 보내고 있다. "우리 아들 눈은 가느스름한 작은 눈이지만 늘 웃고 있어 마치 감은 눈 같지만 얼굴 표정만은 얼마나 많은 웃음기를 담고 있는지 이 늙은이도 그와 함께 웃음으로 노년을 보내고 있습니다." "우리 아들은 어찌나 부지런한지 매 끼니마다 챙겨주는 밥상은 정성을 듬뿍 담아 올리는 진수성찬이랍니다." "우리 아들이 지어 주는 옷들은 계절을 수놓아 이 늙은이도 몸도 4계절이 핀답니다"…. 그들이 말하는 "아들"… 그들이 엄지손가락을 세우며 이르는 아들… 나는 알고 있습니다.

36세에 정자가 없는 남성인데 2번 장가를 갔어도 "사정하지 못하는 남성"이라고 도망치는 여인, 그는 붙잡을 방법이 없었습니다. "나는 사정감이 있는데 왜 사정을 못하는 남편이라고 하는지?" 억울하여도 어디에나 말할 수 없는 남성 – 사정감은 있어도 확실히 정액을 보지 못하는 그 남성, 하는 수 없이 찾은 길. 마을에 양로원을 꾸리고 사장을 맡아 사업하고 있는데 장가 갈 생각조차 없이 노인들을 부모처럼 잘 모시며 이 38세가 되었다.

"아들"의 속마음을 모르고 모두들 애써 여자를 구하여 선을 보게 했으나 그는 고개를 저을 뿐 보려고도 하지 않았고 대답 한마디 "여러분을 아버지 어머니로 모시고 이렇게 사는 것이 나의 행복입니다."라고 할 뿐이다.

노인들이 계속되는 추천에 남성도 마음이 좀 흔들렸다. 병원에 가보련다. 검사결과 생각밖의 위전벽에 큰 종물이 위를 누르고 있다는 것이다. 늘 상복부가 묵직하게 압박 증상은 있어도 소화가 잘되고 신체에 큰 영향이 없어 중시하지 않았는데 모양은 신장같아 수술을 받아야 한다고 하였다. "아들"이 수술받아야 한다기에 노인들은 저마다 권고한다. "우리를 그만큼 잘 돌보았으니 이젠 우리가 아들을 돌볼 테니 근심말고 수술을 하라"는 것이다. 종물을 제거하려고 배를 갈랐더니 종물이 아닌 좌측 신장이었다. 그런데 신장의 위치를 원래대로 바꾸는 수술을 하고 나니 오히려 더 큰 이상이 나타났다.

수술 후 없던 정액이 사정후에 대량 소변으로 흘렀고 성기능이 소실되었다. 발기가 전혀 되지 않는다. 이전엔 새벽과 아침 소변전 발기 생리반응이 아주 잘 일어났는데… 그는 또 병원을 찾았다. "수술에는 전혀 문제가 없다"고 한다. 고민하는 그를 매일 상대하는 노인들은 아들 때문에 가슴이 아팠다. 매일 그를 데리고 병원을 찾아 뵙겠다는 노인들이 있는가 하면 여러모로 의사를 소개하였다. 그 중에서 그의 마음을 끈 것은 성기능을 전문치료한다는 방생문진부였다.

아들을 앞세우고 머리가 새하얗고 허리가 조금씩 휜 노인 두명이 문진부를 찾았다. 그들의 말을 들으며 이모저모 궁리하던 나는 새로운 생각이 갑자기 들었다. 수술과 관계없이 역사정이다. 수음으로 사정을 한 후 비록 사정액은 없어도 그의 소변을 받아 침전물을 현미경으로 검사를 해보았다. 많은 정자들이 소변에서 헤엄치고 있었다. 워낙 음낭 장기들은 정상이었기에 정자는 요도에까지 아주 정상적으로 이동되었다. 그런데 무엇 때문에 정액은 음경을 통해 요도구로 나오지 못하였을까?

정낭 사정관과 전립선 요도관 사이에 있는 협착인가? 아니면 요도의 수축, 이완과정에 나타나는 이상인가? 나는 전립선에서 원인을 찾기 시작하였다. 전립선액은 순조롭게 항문안마에서 받을 수 있었다. 검사는 놀라울 정도로 염증액이었다. 현미경하에서는 전부 백혈구, 거대세포로 가득 겹쳐있었다. 우선 나타나는 원인부터 해결하려고 중의학의 녹색치료 전립선 골반 주사부터 10일을 한 주기로 진행한다. 많은 농성 분비물들이 제거되고 있었다. 때론 육안으로도 볼 수 있는 혈액이 섞여 나왔고 계속 현미경하에서는 적혈구를 볼 수 있었다.

치료는 간단하지 않았다. 2달이 넘도록 되는 배설요법으로 점점 맑아지는 분비액을 볼 수 있었다. 그 과정에 음경도 점점 딴딴해지기도 하였고 성욕은 뚜렷이 늘어났다.

또 한달이 지났다. 그는 완전히 발기 상태를 회복하였고 수음에서도 사정을 할 수 있었고 자기의 눈으로 사정액을 볼 수 있었다. 그의 처진 어깨가 음경마냥 굳어지고 죽어가던 얼굴표정도 활짝 백합꽃으로 피어났다.

얼마안가 남성으로서 자신있는 그는 노인들의 소개로 38세에 여성을 맞이하게 되었다. 두 부부는 자신이 가장 고민할 때 동분서주하며 사랑을 아끼지 않은 노인들을 위하여 그들의 아들 며느리로 더욱 행복한 양로원을 꾸려가고 있다.

후에야 안 일인데 이 양로원이 길림성 모범양로원으로까지 표창받았는데 무엇 때문에 이 양로원은 이렇게 사람마다가 서로 사랑하고 아끼는 행복한 양로원인지를 바깥사람들은 모르고 있었다.

2022년 2월 1일 설날

계란을 낳은 방광

금방 퇴직하고 나를 찾아온 한국 경찰 XXX이다. 수년동안 아래배가 아파 견딜 수 없어 한국에서 유행하는 많은 치료를 받아 보았다. 소변통, 빈뇨, 잔뇨로 밤장도 제대로 이루지 못하다보니 전신무려도 심하였다. 소변검사, 혈상규검사에서 방광염진단을 받고 뜸도 떠보고 벌침도 2달씩 맞는것으로 진통은 할 수 있었으며 항생제도 시작하면 2달씩 주사했으나 효과가 없었다. 후에야 대학병원 진찰을 받게 되었는데 만성전립선염과 방광합병증이라고 하였다.

재발이 잦아 계속 치료를 받아야 하며 근치 할 수는 없다 하였다. 잠시라도 통증을 억제 할 수는 있으면 좋으련만 이런 작은 요구도 그에게는 실현될 수 없었다. 진통제나 항생제가 효과가 없으니 벌침으로 진통을 잠시 할 수 있었는데 그것이 시간이 지남에 따라 효과가 없었다. 초음파 검사에서는 문제가 없다고 하는데 소변에는 너무도 많은 침전물들과 거품들이 나왔다.

전립선 마사지는 하여 전립선액을 채취하려 했는데 촉진시 표면이 불균형하였고 움푹 패어있어야할 전립선요도도 소실되었고 비교적 연한 축이었다. 압통이 너무 심하여 분비물을 채취할 수 없었다. 10일간의 활혈골반 주사를 맞으니 전립선액은 약간의 힘을 주어 하는 안마에 배출되었는데 육안으로도 심한 농성 분비물이었고 현미경하에서는 백혈구와 거대세포가 뭉터기로 발견되었다. 죽은 정자들도 많은 양이 섞여 나왔다. 계속 또 10일간의 치료가 진행되었는데 전립선액 검사에서는 정자가 없을 뿐 백혈구와 거대세포는 여전히 시야를 꽉 채웠다. 아침 첫 전량의 소변을 받아보았는데 심한 황색에 거품이 많고 침전물도 대단히 많았다. 한시간도 안 되는 사이에 침전액이 500ml 페트병에 5cm이상의 높이를 보였다.

제 3차(10일을 한 주기로) 치료가 시작되었다. 매일매일 소변 전액을 받아보는데 놀라운 현상이 발견되었다. 소변에는 계란 노른자위 같은 아주 연한 물체들이 나오기 시작하였는데 분명 노른자위의 크기, 색도 똑 같은 물체, 연하여 살짝 익은 노른자위처럼 하들하들 감이 났다.

이 과정이 거의 20일이 걸렸다. 혹시 이 조직이 떨어진 부위가 방광 내막이라면 소변에 적혈구도 있지 않는가 소변검사를 했어도 볼 수 없었고 10일 사이에 4차의 초음파 검사를 했어도 내막의 변화를 관찰 할 수 없었다. 제 4차 치료에서 "계란"은 점점 작은 크기, 작은양으로 적어지다가 35일 좌우가 되어서는 더 보이지 않았다.

이 물체의 정체를 밝히지 못한 상황에서 40일이 되는 때 전립선 분비액이 정상이 되니 나는 전립선염은 이미 치료가 다 된 것으로 인정하고 환자를 돌려보냈다. 작은 병원에서 나의 검사는 주가 될 수가 없으니 돌아가 대학병원의 정밀검사를 하여 보라는 의미였다.

전립선염이 치료되어 방광에 대한 계속적인 염증확산은 없어졌으니 기타의 증상은 의료조건이 좋은 한국에서도 해결 할 수 있다고 여겼고 통증도 나아질 수 있을 거라 믿었는데 돌아간 후 퍽 오랫동안 통증 통제가 되지 않아 심한 고통을 받았으나 근 반년-일년이 지나서야 호전을 보게 되었다는 소식을 접하였다.

다행히 암은 아니었는데 그렇다면 그 "계란노른자위"는 무엇인지? 50여년의 성의학 임상에서 나는 오늘까지 처음이자 마지막으로 이런 소변에 분비된 물체를 보았다.

오늘은 설날입니다.(2022.02.01) 지난 50여년에 보지도 못한 이 신기한 신체변화 연구가 제대로 되지 못한 것에 다음에 기회가 있을런지 아쉬움을 느끼며 이후에 또 이런 물체를 발견할지 환자들도, 의사들도 관찰에 주의를 돌려 줄 것을 부탁한다.

2022년 2월 1일 설날

한국 신식 전투기는 내가 연구한다

한국 항공우주분야 연구원 허00과의 대화입니다. 다음은 설에 받은 위챗메세지입니다.

"박사님 허00입니다. 요즘 엄청 바쁘네요. 몇달전에 한국에 조그만 집도 샀어요. 같이 치료 받았던 김00이 형이 강원도에서 경상도로 멀지만 놀러 온다고 하네요.한국에서 지금 하는 일은 항공우주 전기 설계를 하고 있어요. 힘들지만 다양한 경험을 하고 있어요. 박사님 덕에 사람 구실하며 살고 있네요. 새해 복 많이 받으세요. 요즘 세계적으로 코로나로 많이 힘든데 박사님 어떻게 지내시는지 궁금하네요"

오랜만의 반가운 연락을 받은 나는 우여곡절이 많았던 그와의 추억이 떠올랐다.

한국의 유명 4년제 대학을 필업하고 전기공학을 전공하였던 허00은 몸상태가 좋지 않아 여러가지 노력을 하였으나 성과를 거두지 못하였고 직장생활 및 일상생활에서 많은 어려움이 있었다. 한국의 여러 병원을 전전 하였으나 전립선염 및 전립선 합병증으로 의심된다는 진단만 받았을 뿐 치료하지 못하였다. 특히 다리 사이의 원인 모를 통증으로 심하게 힘들었고, 앉아 있을 때 통증 때문에 연구활동과 일상생활을 전혀 하지 못하였다. 결국 우울증으로 극단적인 선택을 고민하는 지경에 이르렀다.

고생하던 그는 김OO의 소개로 연길에 발걸음을 옮겼다. 2019년 10월에 치료를 시작하여, 2020년 1월까지 약 3개월간 나에게 치료를 받던 허OO은 비자 연장을 이유로 잠시 한국으로 귀국하였다.

때마침 Covid-19 상황이 발생하여 내가 그의 중국 입국을 만류했음에도 불구하고 그는 치료에 강한 확신으로 다시 연길로 돌아왔다. 하지만 심한 Covid-19로 인해 그가 연길에 와 얼마 되지 않아 도시는 온통 봉쇄되었다.

연길 거리는 차들 대신 쓰레기가 휘날리고 사람들의 그림자도 찾아보기 힘들었고 학교, 가게 등은 전부 폐쇄되어 봉사자들이 채소를 공급하는 형편이었다.

방생문진부도 국가 지령에 의하여 문을 닫았다. 환자들은 치료를 채 하지 못하고 떠나야 했다.

허나 허OO은 간청하였다.

"나는 가지 않겠습니다. 부탁드립니다. 약을 먹어도 호텔에서 기다리겠습니다. 꼭 좋아질 날이 있겠지요. "

"식당이 없는데 어떻게 사나?"라고 내가 말하였더니,

그는 "나의 호텔에 와보세요."라고 대답하였다.

과연 그는 두달 동안 먹을 음식을 장만하였다.

'가여웁고 나라의 항공사업의 미래 될 그를 꼭 책임지고 치료해주어야 겠다고 생각한 나는 위험을 무릅쓰고 방법을 찾았다.

병원 차를 내서 간호사를 매일 파견하였다. 거리에는 나의 차 하나가 매일 아침 6시 전에 달렸다. 호텔을 드나드는 사람도 우리 간호사와 나만인듯하다. 기사는 차에서 기다리며 누가 보고 제보할까도 두렵고…하지만 우리는 두 달 넘게 이런 '빨치산' 정찰병으로 그를 도왔다.

우리의 지극 정성에 하늘이 도왔는지 그는 무사히 치료를 마칠 수 있었다. 하지만, 그가 떠나는 까지도 Covid-19는 순순히 우리를 놓아주지 않았다. 한국으로 비행기가 모두 결항되었고 힘든 수소문 끝에 어렵게 장춘 공항을 통해 입국하는 한국행 비행기표 한장을 구할 수 있었다. 그가 장춘 공항으로 떠났을 때도 혹여나 재차 비행기가 결항될까 마음을 놓을 수 없었으며, 이륙하는 비행기에서 걸려온 그의 전화를 받고서야 비로서 나는 안심할 수 있었다.

쥐와 코끼리(이00의 선택)

철렁 큰 소리에 놀라 뛰여나와 본 쥐 두눈이 튕겨나옵니다. 작은 쥐 한마리가 구수한 고기 냄새에 끌려 터미널로 기여듭니다. "터미널이 아니라 코끼리 코였구나! 쥐한마리에 질식되여 죽다니. 너의죽음이 나의 산해진미까지 되여 주다니!"

지금 시시각각으로 사람들도 작고작은 병원체로 코끼리죽음을 당하고 있습니다.

원핵미생물- 마이코플라스마(支原体)는 DH3600형 전렬황온배양기에서 닭알을 부화기에 넣어 병아리들을 탄생시키는 도리와 같이 병원체들을 대량으로 부화시키고 탄생시킵니다. 그러나 너무 작은 병원체라 200배 현미경으로도 볼수없어 색갈의 변화로 판정하게 되는 미세 병원체입니다. 현대의학은 이런 미세미생물를 살상시키기는 커녕 "공존할수 밖에 없구나."는 투항의 깃발을 내듭니다. "공존"? 그렇다고 그들도 "감사하다" "너를 해치지 않을께"하며 인간과 친구로 되여줄가요? 천만에 마이코플라스마는 대단히 교활한 여우와 같습니다. 이 병원체와 함께 인체에 침범한 임질은 승냥이마냥 폭팔성 성격을 갖고 있으며 인간의 요도터널, 질동굴을 향해 맹공격을 실시합니다. 몇초사이에 라미속도로 짝짓고 변신하며 하루사이에 남성은 요도에서 고름이 도랑물처럼 흐르고 여성의 질은 고름호수로 변합니다. 살을 에이는듯한 요도, 회음부의 통증은 아무리 참을성 있는 사람이라도 발광하게 만듭니다. 그러나 克淋총알 한방만 쏘면 즉살하고 음경은 머리를 건뜩쳐들고 고름 호수질은 맑은 옹달샘으로 사랑의 짝을 기다립니다. 이렇게 대궐에 들어도 못간채 문밖에서 전멸당하지만 여우-마이코플라스마는 소리도 냄새도 형체도 보이지 않고 지어는 살금살금 발자국도 남기지 않고 신체의 곳곳에 숨어 버립니다. 그런후 "이제다" "기회가 왔다"하며 독소를 뿜고 짝짓기를 하며 인체를 해칩니다.

이00은 한국에서 교사로 근무하는 30대 청년이다. 학교선생님으로는 교학에서도 전과 체육에서도 족구운동은 물론 어느운 동이든 모두 학교의 본보기였다. 180cm 억센키골에 유모아적인 그는 학생들은 물론 그 누구와도 잘 어울리였다. 그리하여 많은 사람들이 존중하고 사랑하는 미남자이며 우수교원이였다. 그러나 어린나이에 코끼리같이 드세였어도 병원체의 침습에는 어쩔수 없었습니다.

2018년 김OO의 소개로 우리 병원을 일찍이 알게 되었으나 갑작스럽게 발생한 Covid-19의 인해 중국으로 올 방법을 찾지 못하고 1년간을 한국에서 기다렸다. 하지만, 더는 기다리지 못했는지 갖은 수소문 끝에 방도를 찾아 유학생 신분으로 다른 두명의 환우를 데리고 중국에 입국하였다.

이OO는 병을 앓은 지 10년 정도 되었다. 어릴 적, 수음을 심하게 하고 다음날 관계를 가졌는데 그때부터 소변이 자주 나오고 아랫배가 아려 오기 시작했다. 그리고 생전 처음 찾은 비뇨기과에서 그는 '만성 전립선염'이라는 진단을 받았다.

병원에서 내준 약을 먹고 잠시 괜찮아지나 싶었지만 그 이후로 몸이 피곤하거나 하면 어김없이 다시 증상이 생겼다. 그때마다 주변 병원을 전전하였지만 약을 먹을 때 그때 뿐이었다. 나아지는듯 하다가도 어느 날이면 다시 증상이 생기고 그 빈도와 증상의 강도는 심해졌다. 한국에서 오는 여느 환자가 그러하듯, 수십여 곳의 비뇨기과와 한의원, 심지어 한국에 최고라 손꼽히는 대학병원들도 제집처럼 드나들었지만 소용이 없었다. 아무리 수소문을 해서 찾아가도 물어도 돌아오는 대답은 결국 모두, '낫지 않는 병으로 알고 있으니 알아서 잘 관리하면서 살아라.'

라는 말만 뿐이었다.

처음에는 화장실을 하루 종일 들락날락 하는게 가장 문제였다. 수업을 하는 중간에도 소변을 지릴까 화장실을 수십 번 왔다 가야만 했다. 그러다 나중에는 발기가 되지 않고 정액이 흘러내리는 등 성기능에도 문제가 생기기 시작하였다. 고환도 아려왔다. 불현듯 이러다 결혼도 못하는게 아닌가 하는 생각이 들었다.

　벼랑 끝에 몰린 기분이었던 그는 병원을 통해 병을 해결하지 못하자 제 나름의 꾀를 내어 갖가지 시도를 하기 시작했다. 환자 모임에서 만난 한 의사가 권유한대로 요도 안에 소독액을 넣어 보거나 항문에 마사지 도구나 마늘을 넣어 직장 안을 휘저어 놓기도 하였다. 당연히 이러한 방법이 효과가 있을리 없었고 오히려 요도와 항문이 좁아지는 등 더 큰 부작용을 일으키며 병을 키워 버렸다.

　병은 나날이 심해져갔고 그는 결국 이 병으로 인해 결혼을 약속하던 애인과도 헤어졌다. 이후에도 여러차례 연애를 하기는 하였으나 병 때문에 제 구실을 못해서인지 오래 만나지 못하였다.

　내가 그를 진료실에서 처음 만났을 때 그는 전립선염으로 인한 합병증, 그리고 우울증이 무척 심각한 상황이었다. 처음 보는 나의 앞에서 그간의 고충을 털어 놓으며 눈물을 왈칵 쏟았다.

　"온 가족이 반대하는 중국 행을 박사님 한 분만 믿고 고집을 부려 왔습니다. 어떻게 여기까지 왔는지 제 심정, 아무도 모를 겁니다. 제 가족이 의사인데도 이 병에는 전혀 도움이 되지 않습니다." 그의 떨리는 어깨와 흐느끼는 목소리에서 멀리 먼 타국에 나를 찾아오기까지 격었던 고충을 짐작할 수 있었다. 당시, 이OO과 중국으로 들어오는 환자들은 코로나로 인하여 입국심사가 엄격해져 비자 발급을 위해 이전의 환자들 보다 훨씬 많은 비용을 지불해야 했다. 또 약 한달 여간의 격리 기간도 버텨야 했기에 이런 엄중한 시기에 중국으로 병을 치료하러 온다는 것 자체가 매우 이례적이었다.

또 한편으로는 어려운 시기에 큰 결심을 하고 나를 찾아와서 인지 이 시기에 나를 찾아온 환자들은 진료를 시작하는 처음부터 나의 치료에 대해 강한 확신을 가지고 있었다. 나중에 들은 말로는 한국에는 이미 나를 찾아왔던 환자들이 방생문진부를 소개하는 인터넷 모임도 만들어졌다고 했다.

중간에 몇번의 우여곡절이 있기는 했지만 그의 치료는 순조로웠다. 나의 자연 의학 치료 방식을 통해 기혈 평형이 이루어지자 만성전립선염증은 이미 건강을 회복하였고 그의 우울증은 점차 사그라들었다. 이전에 나오지 않았던 요도망울액도 잘나오고 발기도 이전보다 단단하게 되는 등 전립선염 합병증의 증상도 많이 개선 되었다.

치료에서의 호전을 보게되자 그의 욕심이커졌다. 《왜 철저히 호전을 보아야지 80%호전이야? 왜 전신이 건강해야지 작은 후유증이라도 남겨야하나?》그는 현재 계속자신의 증상들에 대하여세밀한 관찰과 전신기혈평형 치료중이다.

그가 자신이 있기에

나도 자신이 있다.

이xx자술 2022.2.1춘절

인체의 5장 6부는 사이 좋은 이웃들

자연에서의 이웃들 풀들도 짐승들도 서로서로가 자기를 보호하기 위하여 특별한 재능을 갖고 있다. 아래 아래에 계속하여 습지에 빠져 에 자연계에서 그들의 다양한 재능을 이야기로 들어 보도록 하자.

여우 한마리가 살금살금 풀잎을 헤치며 골짜기 도랑을 철렁철렁 목을 젖치며 조심스레 협곡에서 산으로 기여 오른다. 돌연히 캐갱캐갱 여우 울음소리와 함께 꽁무니를 뺀다. 눈앞에 "안경뱀"한 마리가 머리를 쭉 빼들고 여우를 노려보고 있었으니 독소를 뿜으면 금살갈것이다. 그러나 그것은 "안경뱀"이 아닌 "안경뱀 풀"임을 여우는 알리가 없었다. 헐떡헐떡 한 쉼 뛰여 피한 여우 "후" 한 숨을 내 쉬며 "인젠 살았구나"요행스럽게 한 마디 말해 보긴 하지만 그와 함께 뒤따르는 꼬르륵 꼬르륵 배속에서 나는 소리를 진정시키지는 못했다.

엉겁결에 옆에서 몸을 간지럽히는 야들야들한 풀잎 뜯어 먹는다. 하지만 그가 어찌 알았으랴. 땅속에 숨어 자라는 산수유 과일은 땅위의 잎사귀를 좀 잃기는 했어도 과일은 끄떡치 않고 잘 익으며 자라고 있음을. 풀로는 배가 부르지 않은 여우 두리번 두리번 먹을 것을 찾는다. 월계화 꽃향기에 코를 실룩실룩 거리며 향같이 꽃도 맛있겠지 넙적 뛰여가 한 입에 월계화 몇 송이를 물었다. "아가가" "아가가" 쩔뚝 거리는 발바닥에서 붉은 피가 뚝뚝 떨어져 풀잎에 떨어졌으나 그 보다도 더 한 아픔은 있었다. 꽃가시들이 일제히 칼을 뽑아 입안을 ㅋㅋ 쳤으니.

그 자리에 풍덩 눌러 앉은 여우 입을 가셔보려고 "털이 뽀얀

풀입"을 입에 뜯어 넘겼다. 면화 같이 피를 잘 닦아 주리라 여겨 발에도 바르고…헌데 지혈도 안되고 아픔도 가셔지기도 전에 전신이 가렵고 얼굴이 부어 앞이 보이지 않고 내장은 부어났는지 숨이 차고 가슴이 침침하다. 설사도 나고… 잠깐도 몸을 움직일수 없는 여우 그만 그 자리에 쓰러졌다. "털난 꽃"의 알레르기로 인한 급성 과민증이 였던것이다.

이때다. 돌위에서 잠자던 사자가 해빛을 피해 큰 나무잎 그림자 밑으로 어슬렁 어슬렁 걸어온다. 나무밑에는 잔디를 쪽 깔아 놓아 제법 사자를 위해 마련해 놓은 으뜸 침상이였다.선들선들 바람이 땀을 쑥 들이고 기지개를 켜며 잠에서 깨여난 사자 배가 고파 씩씩 냄새를 맡는데 고소한 고기 냄새다. 머리를 두리번 두리번 돌리며 흥흥 냄새를 맡는다. 아주 좋은 진수성찬-죽은 여우가 기다리고 있었구나. 배를 불뚝 채운 사자, 여우신세를 면치 못하고 또 과민에 뒤군다. 제단에는 해독하느라 옆에 자라는 풀을 한 입 뜯어 물고 질근질근 씹는다. 시간이 좀 지나 사자는 쭈욱 늘어져 다시 일어나지 못한다. 삼옆초 잎 먹고 중독 된것이였다.

사자에게 왕자리를 빼앗겼던 뱀은 사자가 보이지 않기에 슬금슬금 바위를 다가오고…여전히 기척이 없기에 숨을 죽여가며 살금살금 사자곁으로 다가간다. 잠 자는가 여겼더니 옆에까지 가는데도 여전히 동정이 없다. 더 가까이 접근했다. 코구멍에서는 피가 터졌고 입에서는 노란 물질들이 즐먹하였고… 두 눈은 감겨 있었다. 사자의 죽음에 놀란 뱀은 날 살려 달라고 줄행랑을 놓았다.

그런데 전쟁터도 아닌 풀숲에서 더구나 그의 발 밑에서 지레가 연속 폭팔한다. 쾅,쾅,쾅 검은 연기가 순식간에 눈앞을 기리웠고 역한 기체 냄새가 코를 찌른다. 산속의 야수들은 요란한 "지레폭팔"소리에 날 살리라고 북산으로 허둥지둥 도망간다. 절벽에 떨어져 죽는 놈도 있고 낙상 당한 놈도 있고…

작은 "马药菌"이 터지는 지레 소리 속에서 협곡은 사막을 물리 치고 작은 동물들의 요람으로 되었다. 맑은 용활샘은 찰랑찰랑 노래 부르며 동, 식물과 친구하며 지혜로 남산을 보호하며 아름답고 행복한 새 락원을 건설해 가고 있다.

인체도 마찬가지로 폐, 심장, 간, 비장, 신장 등 5장 6부는 부단한 생사싸움에서 죽을 고비를 넘기기도 하고 상처도 남기고 자신을 보호하기 위하여 때론 선득선득 칼날에 잘려 버려지기도 한다. 전립선 장기는 인체의 아주 작은 밥알만한 장기로 새 건강한 생존을 위해 갖은 고초를 겪는다. 벌에게 쏘여보고 쑥뜸의 불찜질 고초를 겪기도 하며 적외선, 자외선이 회음부로 항문으로 요도로 사정없이 조여 들어와 피할 곳없이 절단기처럼 절단하고 흘러 나갈 줄도 모르는 많은 미세 관도에 주사약물들이 주입되어 직장파열로 대출혈로 죽을 고비를 격기도 하고… 건강한 남성을 위해 많은 공헌하였어도 나에게 불행이 닥치니 구해주는 길은 없이 방치된 전립선. "방치"의 의미는 무엇인가? 버섯은 산을 살려 사막을 물리치고 협곡을 동물들의 요람으로 만들었다.

더는 전립선을 해치지 말고 녹색자연의 한 구성 장기로 만드는 구원의 손길 뻗쳐 점차 옹달샘이 찰랑찰랑 흘러내려 남성을 보호하게 하자.

우울증으로 자격시험마저 포기

아래에 계속하여 습지에 빠져 이럴수도 저럴수도 없이 남성을 잃고 허우적거리는 만성전립선통증과 그 합병증으로 출로를 찾지 못하고 생명 마저 가볍게 여기던 예를 들어 보기로 합시다.

"우울증으로 자격시험마저 포기"

XXX 28세 그의 병력부터 봅시다. 2004년 9월 첫 성관계 후 클라미디아 마이코플라스마 혼합성병감염으로 인하여 처음에는 2~3주 후 요도가 간질간질 찜찜하면서 배뇨시 요도가 짜릿한 감이 있어 여러 병원들에서 항생제 치료를 받았으나 계속적인 불편감으로 한의원을 찾았으나 여전히 항생제 만 제공하였다.

약을 먹었으나 회음부통증, 고환통증이 2~3개월 지속되며 점점 골반, 엉치통까지 퍼지게 되었다. 수개월 동안의 항생제 치료 후 대학병원에 가서 요도에서 분비물을 채취하여 pcr검사를 다시 하였으나 결과 : 마이코플라즈마는 소실되지 못하고 2,3차 검사에서 줄곧 검출되어 계속 2개월 더 항생제치료를 하였어야 균은 다 죽었다 하는데 후유증은 계속 남아있었다. 균을 제대로 잡지 못하여 6개월 이상 허비한 후 주요 후유증으로는 회음부 통증이 심하였다.

엉치 주위의 이상한 근육통증(아주 깊은 골반강에 인접한 부위에서 근육이 쥐었다 폈다 하는 사람을 미치게 하는 통증이 있었다. 그리고 오래 앉아 있을 시 좌골 부위가 아파 오래 앉아 있지 못하고 그 통증이 허벅다리를 걸쳐 종아리 반사통이 있었다. 하여 때론 좌골신경통이라고 오진하기도 하였다. 그리고 소변줄기가 약해지면서 배뇨가 끝났다고 생각하였으나 꼭 몇 방울씩 나와 팬티를 적셨다. 발기 부전 및 정액이 감소되기도 하였으며 소변 대변후에 정액이 흘러내리기도 하였다.

2005년 10월경 다시 새로운 여자친구를 만난 후 발기 부전이 골반근육에 의해 발생된다는 의사의 권고에 골반운동을 하였더니 엉치를 시작으로 아랫배, 옆구리, 사타구니, 엉덩이, 허벅지, 종아리, 발바닥까지 근육이 조였다 폈다 하면서 마치 전기가 통하는 듯한 감을 느꼈다.

누워있어도 서있어도 아픔은 여전하였고 마비가 오는 감이 있는가 하면 통증은 계속 전신으로 확산하여 어깨, 목, 귀, 머리까지 콕콕 찌르는 듯한 통증과 마비감을 느끼게 되었다.

그 뒤 대학병원 재활의학과에 입원하였으나 발견되는 문제는 없으나 통증은 전혀 호전을 가져오지 못하고 퇴원하였다. 2006년 7월 또 다른 대학병원에서 전립선 직접 항생제 시술을 받았다. 퍽 효과가 있는 듯 하여 그 후 2번 더 시술했으나 효과가 없을 뿐만 아니라 더 과중하여졌다.

2009년 통증은 이유 없이 골반 전면에 퍼지며 하지통증도 점점 더해졌다.

현재까지 양쪽 발바닥에 전기가 통하는 듯한 통증을 느끼게 되며 골반벽과 사타구니 옆구리, 허벅지 모두에 근육통이 존재하여 대학은 졸업했어도 시험준비도 하지 못하고 명마에 시달린 그는 우울증이 점점 심해지며 생을 포기하여 수면제를 먹고 자살을 시도했는데 그를 지켜나선 친인들에 의하여 제때에 발견하였기에 실현되지 못하였다. 그가 병원을 찾아올 때에는 부모형제3명의 보호를 받아왔다.

나의 검사와 함께 진단 결과가 나왔습니다. 만성 전립선염과 만성전립선염의 합병증

합병증은 비뇨기계통, 생식계통, 골반통으로 전신건강을 잃고 특히 남성을 잃은 그는 이미 심한 우울증으로 성병을 가볍게 여기는 지경까지 오게 되었다. 문진부 치료 3달동안 사이에도 부모는 24시간 아들을 지켜야 하였다. 매일같이 진행되는 중의학 치료 골반혈액순환을 강화하며 면역을 증가하는 녹색주사와 중약 구복치료는 10일을 한 주기로 전립선액 검사를 관찰하여 환자한테 상세한 설명을 하여 주어야 했다. 두 달이 되어 성기능이 점차 회복되어 수음할 수 있게 된 후 부터는 정액검사도 진행되었다. 첫 번 검사와 두번째 검사는 완전히 호전을 볼 수 있었다. 매차의 모든 검사등에서 의학원 학생을 취급하듯 현미경을 다루고 관찰한 현상을 분석할 수 있도록 인도하였는데 이는 그의 우울증치료에 매우 큰 도움이 되었다.

점차 환자는 마치 유치원 어린이와도 마찬가지로 나를 따라다니며 자기와 의사소통을 바랬다. 나는 어머니와 같은 모성애로 그를 관심하고 가르쳐주고… 비록 그를 위한 중의학치료는 병원에서 10분도 안걸리는 골반혈 위 주사였으나 나와 함께 해야 할 시간은 2시간 이상이었다. 3달이 되어 병이 호전되어 건강을 회복하고 체중도 2kg 올라 해바라기씨 같은 얼굴은 동그란 얼굴, 맑아진 얼굴, 윤기도는 얼굴로 빛났고 웃음기 어린 그의 두 눈. 입이 귀에 얼린 얼굴은 얼마나 멋진 남성이었던지. 돌아갈 때 그는 나를 꼭 껴안고 한 말 "꼭 내가 하고싶던 일 다시 계속 할 것이며 성공한 후엔 중국에 와 합작기업에 취직하는 것도 쟁취할 것입니다."

얼마나 고마운 말이었던지 그의 두 부모와 함께 나도 눈물과 웃음으로 그를 배웅하였다. 비행장에서 병원으로 돌아오는 나는 절벽에 이른 또한 남성을 구원했다는 생각에 후…. 긴 한숨을 내쉬었다. 이젠 그에게 해야 할 나의 사명도 완수한 셈이구나!

"다시 복직했습니다"

한국 전라북도 전주에 계시는 XXX는 38세였다. 전립선에 약간의 비대가 있어 요도로부터 양측 전립선 요도 부위에서 절제수술을 진행하는것으로 전립선 요도를 확장시켰으나 빈뇨는 회복되지 않았다. 전립선 마사지에서도 분비액이 나오지 않았다. 회음부 벌침주사 두 달 받으니 통증은 임시적으로 조금 제거되었어도 빈뇨는 더 심하여 지게 되었다. 야간뇨는 5차 이상으로 수면에 영향을 주었으며 전신이 무력하고 발기도 안 되고 혈압도 점점 높아졌다.

전립선 직장 검사에서의 전립선요도 부분이 만져지지 않았고 양측 상하는 모두 비대되어 있었다. 양측 부고환은 부어났고 단단하고 음낭에는 적액이 있었고 습하였으며 차가웠으며 양측 정계정맥류가 있었다. 전립선액은 안마에서 전립선 분비액이 나오지 않았고 통증이 심하였다.

편안히 앉을 수 없어 자세는 수시로 변동하고 있었다. 전립선액 분비가 되지 않아 병원체 검사도 이루어지지 않았으며 10년 전 외도사가 있었는데 그때 요도염으로 진단받고 요도에서 마이코플라즈마와 세균이 검출되어 향균소(항생제)치료 20일에 요도검사에서의 마이코플라즈마는 음성이었고 세균도 검출되지 않아 병이 치료된 것으로 생각하였는데 소변증상이 점점 더 심해지고 성기능이 완전히 쇠해되어 줄곧 치료를 하였다. 여러가지 기계검사에서 전립선 비대 그것도 아주 경하게 있을 뿐 다른 양성 소견은 발견되지 않았다.

그러나 중국 연길시 방생 문진부에서 나의 치료를 받았다. 중의학에서의 자연요법으로 배설을 시켜서야 근 20일이 지나서 전립선액이 분비되어 검사를 하게 되었는데 만성 염증이었고 마이코플라즈마는 양성이 었고 세균검사에서도 두가지가 검출되었다.

계속하여 기혈평형을 위한 화혈요법에서 점점 더 심한 염증 분비물이 나왔고 그의 소변에는 많은 침전물과 거품이 흘러나왔다. 전립선액이 정상일 때 마이코플라즈마 검사, 세균검사 모두가 향균소치료가 없었어도 모두 음성이었고 계속 20여일 동안 같은 치료를 하였는데 소변에서의 침전물도 육안으로 정상이었고 침전물에서의 상규검사도 정상으로 회복되었고 음낭도 점차 초음파 검사에서 이상이 없었으며 차갑거나 습기도 죄다 제거되었다. 더욱 기쁘게 한 것은 이 과정에 정자의 양과 질이이 부족하던것이 정상이 되었고 액화가 되지 않던 것에서 액화가 정상으로 능히 자연 임신이 가능하였다.

남성을 포기하고 자살에서 성공하지 못한 그가 이제는 멋진 외모와 같이 정자도 기형률이 정상으로 제고되어 건실하였다. 남성이 자신감있게 되니 5년 전 병적 퇴직을 선고하였는데 다시 원 사업에 복귀하게 되었습니다. 한국에 돌아간 지 반년 사이에 취득한 그의 성과다. 나는 그의 복직을 축하하여 주며 그의 성공으로 하여 나의 자부심도 더 커졌다.

"급성 출혈로 목숨 잃을 뻔"

XXX는 연속 새 소식을 전하려 온다. "대학에 입학했습니다". 오늘은 대학 동창생-한 반에 다니는 여학생과 함께 어깨 나란히 찾아왔다.

"나의 여자친구입니다 이제 1년이면 졸업입니다 장가를 가렵니다".

"지금 나는 여자친구와 함께 한국에 유학생으로 왔습니다".

"첫 딸을 낳아 5살에 또 둘째 아들도 낳았습니다"…

이미 30년도 더 되는 옛이야기이다. 내년 7월 7일 대학시험을 준비하는 고등학생인데 엉덩이가 아프고 요통, 빈뇨, 잔뇨으로 줄곧 XX병원 비뇨기과 치료를 받았다. 이미 2달동안 적외선 치료 받고 항생제 치료를 했으나 효과를 보지 못한다. 앉아 공부를 할 수 없게 된 아버지는 XXX진료소에 찾아간다. "전립선에는 약물이 침투되지 못하기에 항문으로 항생제를 직접 전립선에 투입해야 합니다. 10일간의 주사를 처방받아 8일 맞은 저녁이다. 항문이 터지는 듯한 감이 심하여 의사를 찾아 갔다. "효과를 보느라고 그렇습니다. 좀 참읍시다. 이제 2일 더 맞으면 좋아지겠는데" 이를 악물고 진통제 한 대 받고 집에 돌아왔다. 더는 참을 수 없다. 시간을 보니 저녁7시다. 내일까지 참을 수 없을 지경이다. 다시 아버지의 부축을 받아 XX병원 급진에 갔다. 순번을 기다리는데 항문이 터지는 듯. 회음부가 터지는듯…. 앞이 아찔해졌다. 다리를 따라 무엇이 흐르는 감… 바지를 적시며 피가 다리를 따라 종아리아래로 흐른다. 환자는 질식하여 쓰러지고 구급이 진행된다. 혈색소가 급성 출혈로 5.5로 내려갔다… 급히 입원치료 20일을 거쳤다. 환자가 퇴원할 때 병원에서는 "지혈은 되었고 직장파열도 해결하였으며 급성 빈혈도 수혈로 해결하였으나 전립선염은 치료할 수 없으니 퇴원하여 다른 전문의를 찾으십시오" 하였다.

금방 개인 병원(방생문진부)을 설립한 나는 아는 이들이 적었다. 아버지는 여러곳을 다니며 전문의사를 찾는다. 위생국으로부터 "그래도 방생문진부를 찾으십시오" 하며 주소까지 알고 찾아온 아버지는 "아들을 살려주십시오"… 허나 금방 의료사고라고 느낀 나는 "나에게는 금방 병원을 꾸려 조건도 되지 않고 나의 능력도 이런 중한 환자를 받을 수 없습니다." 나의 태도는 단호하였다. 의사가 같은 의사의 사고를 법정에 증인으로 나설 수는 없다고 생각하였기 때문이다. 나의 거절에 그의 아버지는 4일간 나의 진찰실에서 말없이 앉아 기회를 찾고 계셨다.

나는 계속하여 "다른 곳에 가서 문의하십시오" "정말 나의 재간으로는 접수할 수 없습니다" 4번째 날에 그분은 나에게 이런 질문을 했다. "필XX를 아십니까?" 내 남편의 이름이다. "예! 왜 그분을 찾습니까?" "그 분은 나의 소학교 동창생입니다". 너무도 어이없는 일이었다. 그를 알면 내가 환자를 받고 그를 모르면 환자를 받지 않는 일인가? 나는 나의 속마음을 털어 놓았다. "아닙니다! 그런 일이 아니라 이 환자는 법정싸움을 해야 하기에 나는 그런 일에 참여 할 수 없습니다". 이제 금방 병원을 꾸리고 내가 어떻게 증인으로 나선다는 말씀입니까?". 그제야 그 분은 "이미 개인 사이에 모든 처리를 하였습니다. 법정싸움은 없습니다." XX병원에서 진단서를 교부하여 주었습니다". 이렇게 되어 나는 그를 나의 환자로 받았다. 직장파열 부위는 다 아물었다 하지만 전립선액을 채취하려고 안마하기는 두려웠다. 정액을 수음으로 받게 하였는데(정액의 1/3은 전립선액이다) 몽땅 고름이었다. 피까지 섞여 나왔는데 썩은 냄새도 심하였다. 현미경으로 볼 필요도 없었다. 나는 중의학-자연요법, 기혈평형 주사를 치골연합상부 혈자리 위치로 골반주사를 놓았다. 20일간의 치료에서 정액은 이미 육안으로 정상색과 점도를 회복하였다. 현미경 하에서는 여전히 백혈구들이 한시야에 20~30개 되었고 그 속에서도 정자는 살아 있었다. 30일 되자 나는 직장 안마를 하였고 전립선도 깨끗하였다. 레시틴이 많았고 백혈구는 5~10이었다. 그는 치료시작 후 20일째부터 학교에 다녔고 30일될때에는 입원했던 XX병원에 가서 필요한 검사들을 하게 하였는데 전립선도 신체회복도 모두 정상이라 하여 치료를 끝냈다. 그러나 그는 오늘까지도 일년에 한번쯤은 꼭꼭 병원을 찾아 검사 받고 시간이 여유가 있으면 7일~10일씩 골반 주사를 맞기도 한다. 이 환자의 치료에서 XXX의사는 "약이 침투되지 못하는 장기라고 하면서 기름주사를 놓았다. – 더구나 배설이 어려울텐데 강박적으로 전립선에 주사를 놓는다고 흡수가 된다면 농성분비물은 또 어떻게 배설되는가?

나는 치료에서도 생각이 부족했음을 직감할 수 있었다. 기혈평형치료 – 우선 전립선의 혈액순환을 강화하여 30~50의 선관들을 꽉 채운 농들을 제거하여 줄 수만 있다면 소변, 전립선액으로 깨끗한 장기를 받을 수 있었는데….

매번 그가 올때마다 그의 얼굴빛 웃음진 표정에서 오랫동안 보지 못한 아들이 온 기쁨을 금치 못한다.

"이런 환자도 치료못해?"

일찍 나는 이런 말을 들었었다. 남한 남성은 멋지고 북한 여성은 미인이라고 그 말도 어느 한 측면에서 보면 현실인 것 같기도 하다. 10년이 넘게 나는 한국 과학자 여성들과의 교류에서 한국을 많이 나들며 대학교 여성 교수들과의 학술회의가 있었다. 번번히 진행되는 학술회의 참가자들을 보아도 여서들은 화장품으로 성형수술로 얼굴을 아름답게 미인으로 단장 할 수 있었으나 몸체는 수없이 노력한 다이어트에서도 미녀를 만들기에는 어려운 것 같았다. 그러나 남성들은 그런 노력(공력)을 들이지 않아도 멋진 남성이었다. 나를 찾은 많은 남한 남성들은 그들의 원 모양도 대부분이 멋졌고 키도 거의 모두가 180이 넘었다.

오늘 병원에 찾아온 김XX도 54세 되는 남성이었는데 역시 그러하다. 그러나 얼굴 피부만은 검은색을 띄고 퍽 거칠었다. 그의 방광요도는 세균배양기와 다름이 없이 매번 소변검사에서는 많은 균이 검출되었고 방치하면 신장까지 심한 염증으로 요독증이 온다기에 3년간 줄곧 현대의학의 치료를 하고 있는 그였으나 더는 어쩔 수 없었다. 심한 약반응으로 2차적인 신체손상이 심하였기 때문이다. 많은 항생제치료는 그의 5장 6부마저 독성을 일으키고 있었기 때문이다. 한다 하는 손꼽는 전문가들도 이젠 책임을 회피하고 한의에게 떠밀어 버렸다. "현대 의학으로는 별수가 없으니 한의를 찾아보라" 하여 한국땅에 있는 구석구석의 한의까지 거의 찾아본 셈이었으나 역시 별 호전을 보지 못하였다. "한의 치료는 그래도 중국에 가보는 것이 더 좋을상십습니다"는 권고에 그는 중국을 향하였다. 중국 의학계통은 전혀 아는 것이 없는 그는 연변에 왔다. 아는 사람없이 우선 연변에서 가장 크다는 연변병원을 찾았다. 3개의 진료실이 있었는데 제 1진찰실에 발을 옮겼다. 진찰실에서는 별로 중하게 여기지 않으니 희망이 좀 보였다. 한달이 지났으나 효과가 없었다. "혹시나" 하고 제 2진찰실, 제 3진찰실 3달의 치료가 끝났고 비자날짜도 끝났다. 하는 수 없이 한국에 돌아가려는데 제 3진찰실 여성전문가 의사가 하는 말 "우리변원 주임교수가 금년에 퇴직하고 연변XX병원에 초빙받았습니다. 그분을 찾아보십시오". 그 말에 귀가 솔깃한 그 남성은 비자를 연장하고 그분을 찾았다. "아니! 이런 환자도 치료 못해 여기까지 오시게 하다니?" 환자는 자신감이 생겼다. "이번에는 끝장을 보는 셈인가?" 그는 줄곧 3달 치료를 거쳤다. "참 괴상한 환자네 어쩌면 이런 병의 치료가 이렇게 효과가 없을 줄이야.. 손님은 참 이해가 안가네". 환자는 시간도 없었고 이제 자신감을 잃었다. 어깨가 축 처지고 고개를 숙이고 병원에서 나오는 그를 보던 다른환자들… 복도에서 일제히 일어나 그를 마주한다. 모두가 그를 동정하여서 였다. "어떻게 되었습니까? 머리를 절레절레 저으며 맥이 빠져 겨우 한마디 하는 환자의 한숨 섞인 한마디 말 "돌아 가야겠습니다"… "아니 방법이 있을겁니다. 꼭 치료할 수 있는 전문가 의사가 있을겁니다" 그들은 연길시 방생문진부의 나를 소개했다. "그럼 가기전에 그분을 만나보고 가십시요" 그들의 충언대로 그는 방생을 찾았다.

그의 병사를 상세히 듣고 나는 진단의 착안점을 바꾸었다. 비뇨계통이 아닌 소변검사가 아닌(2일전 검사보고가 있었으니) 전립선분비액 검사다. 농성 분비물은 육안으로도 충분히 보아낼 수 있을 정도로 염증이 심하다. 다시 세균검사와 마이코플라즈마 검사를 하였더니 세균은 배지를 전부 가득 채웠다. 세균 배양기는 전립선이었다. 나의 상세한 진단치료 설명을 들은 그는 한마디 말도 없이 "다시 돌아오렵니다". 몇일 후 비자를 다시 수속한 그가 찾아왔다. 약물이 침투가 되지 않는 전립선 – 그의 세균배양소였다. 배양이 계속되는 세균들을 자신들의 활동무대인양 이곳에서 대량으로 번식되었고 대량으로 요도에 밀려나와 방관요도를 감염시키고 있다. 전립선에 약물이 투과하도록 하자 중의학의 활혈요법, 면역요법은 전립선 선관속의 세균들을 배출시킨다. 농에는 검은 피까지 섞여있다. 곧 20일간의 배설 요법으로 한편으로는 전립선내의 "모든" 세균, 농들을 배설시켰고 배설되는 세균들을 중의학에서의 "청혈"(피로 안좋은 물질을 씻어내는 것)요법에 의하여 대도살이 진행된다. 40여일간의 치료는 전립선 선관들을 기본적으로 청리(안좋은 물질과 조직을 깨끗하게 제거하는 것)한 셈이다. 세균은 더는 번식하지 못하고 신체는 회복되기 시작하였다. 그 후 3년간 매년 찾아와 다시 전립선검사를 하고 녹색주사도 "근치를 위해" "재발을 방지하려고" 꼭꼭 20일씩 골반주사(중약의 활혈, 면역제고를 위한)를 맞고 하였는데 전혀 재발이 없었다고 맑고 윤기나는 얼굴에서는 쌍꺼풀 두눈이 빛났다. 2018 나는 그의 눈빛. 그의 윤기나는 새하얀 얼굴을 보면서 키 뿐만 아니라 이런 얼굴이 남한 남성이구나. 그의 기쁨으로 나도 나의 의사생애에 긍지를 느낀다.

서안에서 처음 만난 "손자"

학술 회의에 참가하려고 나는 서안의과대학주제 세미나 회의실에 왔습니다. 나는 회의실 앞자리에 앉아 오후부터 시작되는 대회논문발표 원고를 다시 읽어 보며 준비를 하고 있었습니다. 한시간도 안 되어 회의실에는 많은 회의참가자들로 북적였습니다.

이때다 회의 등기를 책임진 공작원 책상 앞에는 회의 참가자가 아닌 듯한 키도 훨씬 큰 남성이 우렁진 목소리로 "방산옥 의사가 연변에서 오시지 않았습니까? 조선족인데" 하며 찾았습니다. 다시 귀담아들었는데 나를 찾는 것이 분명하였습니다.

나는 인차 일어나 뒤쪽 출입구를 향해 걸음을 옮겼다. "내가 방산옥입니다" 나는 두세번 반복하여 그 남성한테 다가갔습니다.

세무국 정복차림을 한 키는 180도 더 되여 보이는 멋진 남성이였습니다. 한살이 좀 되여보이는 남자애를 안고 두에는 역시 세무국 정복 차림의 여성이 남성의 어깨너머로 아이의 손을 쥐고 함께 좌우를 두리번 두리번 살피며 회의실 앞을 향해 걸어오고 있었습니다.

나를 찾은 그들은 기쁜 나머지 애를 넘겨 안기며 "이 애입니다. 이 애가 방생에서 치료받고 돌아와 인차 낳은 아이입니다. "나도 어리둥절 아이도 어리둥절 애는 나를 유심히 바라보며 어머니가 시키는 대로 한마디 인사말을 한다. "할머니 안녕하십니까" 나는 순식간에 당하는 기쁨이라 애를 덥석 안습니다. 아주 익숙한 듯이 웃으며 포도알 같은 두눈을 반짝이며 몸을 돌려 나한테 안깁니다. 그때의 나의 행복 나는 어떻게 표현하였으면 좋을런지. 나는 애와 함께 두 부부를 다시 유심히 바라보았습니다. 그러자 남성이 나의 눈치를 알았다는 듯이 급히 입을 열습니다. "아침에 출근하여 누군가가 세계의학세미나가 서안에서 열린다기에 혹시 원장님께서 오시지 않았나 하여 급히 탁아소에서 애를 안고 오다보니 공작복차림입니다. 원장님께서 이 옷을 입으니 쉽게 알아보시지 못하는구만". 그제야 나는 그들의 얼굴에서 3년전 서안에서 찾아왔던 이들 부부를 알아볼 수 있었습니다.

남성은 36세 여성은 37세 결혼하여 아이가 없어 퍽 심리고통도 많았고 그래서인지 나이에 비해 퍽 늙은 감을 주었습니다.

남성은 정자 수량이 적고 기형률도 높았으며 액화도 되지 않았고 여성은 수란관폐쇄로 두차례 수술을 하였으나 몇 달되지 않아 제대로 폐쇄되었는데 의사는 수술 후 인차 임신하라 하지만 그들의 마음대로 되지 않았습니다. 하는 수 없이 인공수정을 하였던 2차례 모두 다 여전히 실패하였습니다. 치료는 계속하였으나 몸집만 커져 허리가 옛날 물둥기 같이 둥글둥글. 여성의 키가 160이 넘었으나 키큰감이 안나고 지둔하여 보였습니다.

여성의 전신검사, 부과검사에서 만성골반염으로 자궁, 수란관, 난소, 대장, 소장 등은 모두 유착이 있었고 자궁도 정상보다 비후되어 커졌고 골반 후벽 저골에 유착되였었다. 자궁위치가 하강되어 유착되였기에 성생활도 음경삽입에 통증을 느끼고 소변도 잦았습니다.

자궁내막은 월경후에 박리가 잘되지 못해 출혈시간이 연장되었고 분비물은 황색, 질도도 매우 농한 썩은 냄새가 낫습니다. 이런 자궁에서 어떻게 인공수정을 한다 하여도 수정란이 자랄 수 있었겠습니까?

그러나 자연의학의 녹색치료로 기혈평형이 강화되니 모든 유착들은 박리되었고 자궁강청리도 잘 되어 2달간의 치료를 거쳐 30세 마냥 젊어졌고 둥근 배는 어디로 도망갔는지? 목에 살도 없어지니 짧다던 목도 길어지고 검고 거칠던 얼굴은 하얗고 반들반들 광택이 났습니다.

남성은 만성전립선염과 전립선염의 합병증으로 음낭, 부고환 염증마저 동반하였는데 여성과 마찬가지로 녹색치료로 기혈평형이 회복되어 정자도 자연히 정상으로 회복되었습니다.

"돌아가면 인차 임신할 수 있을 겁니다"라며 전송한 이들. 나는 그들 부부에게 건강 미, 젊음, 아들을 선사한 기쁨으로 아이를 넘겨줄 생각마저 잃었습니다.

회의가 시작된다고 마이크에서 자리정돈을 선포하는 소리가 울리자 서안에서 처음만난 "손자"를 아쉬워도 하는 수 없이 아버지에게 넘겨주었습니다. 아버지에게 안긴 "손자"는 계속 나를 바라보며 손짓하며 회의장소를 떠났습니다. 나는 저도 몰래 감격의 눈물을 가슴속으로 삼킵니다.

2020

"팔 베개"

젖 먹이 귀염둥이 베개는 엄마의 팔이다. 팔 베고 엄마 가슴에 꼭 안긴 아가 젖을 빨다 쌕쌕 잠든다. 아가의 얼굴을 들여다보는 어머니의 얼굴에는 함박꽃이 활짝 피어난다.

허지만 결혼하여 남편의 팔베개 베고 남편가슴에 꼭 안겨 잔다는 안내 그것도 첫 날도 아닌 근 20여년을.

그들 부부는 얼마나 행복할까요?

나에게는 유치원으로 부터 줄곧 딱 친구로 지내온 김모모라는 동창생이 있다.

45세가 지나자 만나면 남편 흉보는 친구들도 적지 않다. "남편이 보기 싫어 등돌리고 잠 잔다." "각방 쓴지도 이젠 2~3년 잘 되는것 같다." …

퍽 신나는지 너 한마디 나 한마디 계속되는 "남편 흉보기 화제"에 이해되지 않는다는 듯이 침묵을 지키는 애들도 있었는데 김모모가 바로 그 중의 한 사람이 였다.

너무도 입에 자물쇠를 잠그고 있는 그를 보자 친구들의 화제가 그에게 돌려졌다. "넌 멀 생각하고 있는거냐? 우리말이 싫어서이니?" "그러기도 하겠지. 너들 부부는 이름있는 원앙새 부부이니깐"

그의 말문이 열린다.

"한 일 살아야 할 남편 이제 겨우 반평생을 살았는데 왜 싫증난단 말이야?" "행복은 두 부부가 만들어 가는것인데 등 돌리면 어떻게 행복할수 있니?"

그러자 친구들의 화제가 그 한테 돌려진다. "그럼 너들은 어떻게 사니?" "하루동안 고달픔에 시달리며 그 밤을 기다렸는데 남편에게 안겨 잠자리에서 팔 베개를 베고 자는 그 때면 나는 피곤도 마음속 상처들도 어디로 죄다 사라져버려 한마디 트집도 없이 행복하기만 하지" "부부란 이렇게 살자고 맺어지는 건가? 근데 너들은 왜 이것을 저버린단 말이니?"

욕질에 입 다물지 못하고 분주하던 "장마당" 분위기가 싹 가셔졌다. 그의 말 한마디 한마디 말이 구슬마냥 돌돌 굴려 나올 뿐이다.

다들 부러운 표정, 자책의 표정이다.

마음속으로 "나도 한번 그렇게 남편을 사랑해 보아야지. 그분의 품, 그분의 팔 베게가 나를 반길런지? 나도 그걸 싫어서가 아닌되…" 이상한 분위가 흘렀다. 숨소리마저들릴지경으로 침묵이 흐른다. 잠시후 친구의 입이 다시 열린다." 근데 우리라고 다 그렇게 행복한건 아니야"…

며칠후 그들 부부가 놀려왔다는 핑게로 나를 찾아왔다. 말로는 친구를 찾아 놀러왔다고 하나 나는 다소 짐작이 갔다. 친구는 말문을 열었다. "…거의 1년이 지났을까?

이분이 그동안 퍽 늦어야 집에 들어오고 들어오기 바쁘게 침대에 쓰러져 등 돌리고 잠 자는데 결혼 20년이 래일 모레인데 이렇게 정 떨어져 보기는 처음이다." 나는그의 남편을 응시하며 분위기를 바꾸려 애썼다. "동창들의 본보기라 생각해 왔는데 너무이외인되요. 왜서 입니까? 친구의 말이 거짓말 같지는 아닌데?" 남편에게 물었다. 한마디 대답도 없이 굳어진 얼굴이다. 말하기가 거북한 모양이다. 친구는 계속 공격을 한다. "팔베게에 누구를 눕혔습니까?" "그 무도춤 친구입니까? 아니면…" 연속 "심문"이 계속 되였으나 "피고"는 한마디도 대꾸가 없이 그 표정 그대로 그 앉음새 그대로다.

한참 친구의 말을 들으며 그의 남편을 지켜보던 내가 남성의 자존심이 걱정되여 말을 가로챘다. "너 너무한것 아니니?" "난 너의 남편을 믿는다. 여직것 모범 남편으로 이름이 있는

분이 그것도 거의 20년 되도록 다정하기만 하던 사람이 일년 내에 변하겠니?" "너의 남편의 존엄과 너에 대한 사랑은 갈대 같은 거라고 나는 생각되지 않는다." "여기엔 말 못할 원인이 있는것 같구나."

안해를 극진히 사랑하였기에 피해야 할 그 어떤 원인이 있다고 나는 판단이 갔다. 그 원인중 남성들은 붉은 등이 켜지게 되면 안해를 피하게 된다. 나의 말에 용기를 얻어서였던지 그는 무거운 입을 열었다. 긴 한숨을 내쉬면서 "대단한 전문의들을 보였고 초음파도 받아 보았는데 전립선만성염증이 심하여 생식기에까지 후유증을 남겼답니다. 이 병은 어디에 가서도 치료가 없다고 하였습니다." "이미 애들도있고 50이되었으니 다행입니다." "치료를 포기하라는말이기에 더방법이없다고 여겨 과학을 믿을수밖에".

나는 두분을 모시고 나의 객실에서문진부로자리를 옮겼습니다.

직장수지검사에서 전립선분비는 잘되였고 분비액에서는 레스틴이 없었고 염증세포들은 만시야였습니다. 거대세포도 한 시야에10이상으로 염증상태는 퍽 심하게 나왔습니다. 음낭에는 적액이 있었고 양측 부고환에는 낭종이 만져졌고 증후도 있었는데 압통이 심하였습니다. 고환은 별이상이 없어도 음낭에는 적액이 있었습니다.

한달동안의 녹색자연료법으로 첫10일간에는 음낭이더습하고 더심한통증을 겸하였으나그 후 점차 호전되였고 성기능치료는 하지않았어도 이미 매우 좋은 효과를 보았습니다.

남편의 심한 심리고통도 모르고 외면만하면, 팔베개를 주지 않기만 하면, 집에 늦게 들어오거나 무도장에만 가면…외도부터 생각하는 부인들…비록 남편을 지키는 것도 관리하고 관심한다는 것은 좋은 표현이기도 하나 정면 반면 두가지를 다 생각하며 분석하고 서로의 대화가 있었더면 오해를 제때에 풀수 있고 해결할 수 있지 않을까요? 전립선염은 현대의학으로는 치료가 안된다고 하였어도 중의학으로써 녹색치료는 근치도 너무 어려운 것도 아닌데 이렇게 치료를 포기하다니?

치료기회를 마련하였기에 그들 부부는 다시 팔베개로 사랑경락이 통하여 행복한 만년을 보낼 수 있었습니다.

그 후로부터 우리 친구들은 락심보다는 먼저 "자랑"이 필요하다고 이구 동성으로 그들 부부를 응원하였고 남성이라면 아래머리가 숙여졌다고 웃 머리마저 숙이지 말고 우선 가꾸기부터 해야 한다고 여론이 자자하게 되었습니다.

남을 해치려다 나를 해쳤습니다

김xx 36세

아버지 어머니를 따라 만국을 가려던 김xx는 해관 신체검사에서 매독 양성진단을 받고 나갈 수 없게 되었다. 줄곧 2년간의 피부병원의 치료를 받았다. 계속 양성이어서 출국을 거절당한 그는 나를 찾았다. 전면검사에서 전립선염과 전립선합병증들이 있었는데 병원체 검사에서 매독양성 외에 마이코플라즈마도 양성이었습니다.

전립선염의 호전과 함께 마이코플라즈마도 음성이 되면서 매독양성도 점차 호전을 보이게 되었는데 몇일 후 환자가 사라졌습니다. 십여일 지나 찾아온 그에게 "왜 아직 근치가 되지 못했는데 치료를 정지했는가"하고 묻자 그의 엉뚱한 대답에 나는 놀라지 않을 수 없었습니다. "왜 나만 억울하게 그 애들한테서 감염을 받아야 합니까?" "그 애들을 찾아내 병이 근치되기 전에 좀 더 전파시키려고" "그래 몇 사람을 만났는가"고 문의하자 "9명"이라 했습니다. 하는 수 없이 다시 검사했더니 "마이코플라스즈마"가 검출되었습니다. 세균들도 3가지 종류가 더 검출되었습니다. 하는 수 없이 "남을 해치려다 내 병이 중해졌다."는 도리를 설명하고 나서 다시 치료를 중복할 수밖에 없었습니다.

재차되는 한달 치료를 거쳐 세균 3종도 마이코플라즈마도 다 음성으로 호전을 보였을 뿐만 아니라 더욱 괴상한 것은 이 치료과정에 그의 매독도 음성으로 호전된것이었습니다. 다시 출국하려고 해관을 찾아갔는데 매독 환자라고 통행이 엄금되었습니다. 그가 나의 진단서들을 내밀자 해관직원은 "매독은 아직까지 완치될 수 없는 성병인데 어디가서 가짜 진단을 해 가지고 왔는가"고 여전히 통과되지 않았습니다. 그 즉시 나에게 전화를 하라고 나는 나의 신분을 밝히고 그저 안된다고만 하지 말고 그의 매독검사를 다시 해보라고 하였더니 그들을 "연변 피부병원"과 합작하는 사이었는데 거기의 검사는 여전히 양성이라 하여 나는 그들이 합작하고 한 짓임을 알 수 있었습니다. 연변병원 혹은 연변 제3급의원에 속하는 병원들, 혹은 장춘병원에 가서 검사를 하게 하였습니다.

연변병원, 장춘의학대학 부속 병원의 검사들은 모두 음성이었습니다. 이후부터는 해관의 검사에서 매독양성은 방생문진부를 찾게 되었습니다. 헌데 나는 아직도 그들의 매독이 치료된 도리를 잘 모르고 있습니다. 배설요법에서 매독 독소들도 배설되어서일까? 아니면 여성 골반염, 남성 전립선염으로 의한 내분비 교란이 이 병과 관련이 있고 병치료에서 내분비 회복으로 매독에 대한 치료효과를 보게 된 것일가?

그런데 내가 접수한 매독 환자들은 매독을 치료하기 보다는 그들의 건강에 엄중히 영향을 준 여성은 만성 골반염, 남성은 만성 전립선염과 그 합병증이 아니었던가? 만약 이 병들의 병이 없었더라면 이 치료에서 그들의 매독이 호전될 수 있었을까? 나의 많은 의혹은 풀리지않았습니다.

정상 정자라고 기다린 8년

궁합이 맞지 않아서라고?

50여년의 의사성애에서 많은 인사와 애기 돌 축하파티 상차림을 받아 보았어도 오늘처럼 혹독한 입에 담지 못할 욕을 들어 보기는 처음이였습니다.

억울함을 어디에 하소연 하랴! 그저 내 아들사랑이 지나치다 보니 이럴 수 있었을 건가?

나는 얼굴 표정도 태연하게 입을 꼭 다문채로 그녀의 욕사발을 듬뿍 듬뿍 담아 그대로 받아 먹을 수 밖에…

아들 xxx는 결혼한지 8년이였습니다. 아들, 며느리는 8년 결혼생활을 하였어도 전혀 임신할 수 없었습니다. 유산도 피임도 자궁강을 통한 그 어떤 조작도 없었으나.

철도에서 근무하다보니 전국 각지를 다니기에 더 없이 편리한 그들 부부였습니다. 가는 곳 마다에서는 정액도 정상이고

"남녀 모두 별문제를 찾을 수 없으니 기다리라"고만할뿐.

그래도 신임이 되지 않아서 그런지 또 찾아다닙니다. 전국 각지에 이름이 있는 전문가들을 찾아,

그러다 보니 정액 상규 검사만을 100차도 더 하였는데 어머니는 한장 한장을 책으로 매어 보관하고 있었습니다.

정신병자와 같이 나를 공격하던 그는 손가방을 들추더니 두툼한 책을 나한테 내밀었습니다.

정액상규검사였습니다 보물마냥 간수한 이 검사들은 똑 같이 정상적이였습니다 .전문가들의 진단 역시 모두가 똑같은 한가지 말 "남성은 정상이니 기다리십시오". 여성 역시 "아주 깨끗 합니다"

문제없다는 불임증 8년.

어머니는 점치는 사람들을 찾아 다녔습니다. 몇 번 찾아본 그들의 공통언어는 궁합이 맞지 않아서이니 이혼하라며 "다시 시집장가 간다면 낳을 수 있습니다" 라는 것이였습니다.

하여 이 여성은 아들과 며느리를 강제로 이혼 시켰습니다. 하지만 둘 사이는 정이 깊었고 비록 갈라지긴 하였어도 남성은 계속 이혼여성집에 드나들었습니다. 어떻게 하면 철저히 이혼시키나 싶어 그의 어머니는 멀리 문의하여 나를 찾았고 나의 검사에서도 아들은 문제가 없다면 어머니는 아들을 더 강박하여 다른 여성을 소개할 준비였습니다.

하지만 나의 검사는 그의 이런 계획과는 달리 남성이 전립선염으로 정자는 좋아도 액화가 되지 않아 임신을 할 수 없을 거라고 하였기에 대단히 노여웠던 것입니다.

어머니가 의사를 어떻게 모독하였던지를 막론하고 밖에서

다 듣고 있던 아들은 조용히 집으로 돌아갔고 이튿날 혼자서 나를 찾아와 더 설명을 듣고 치료를 시작하였습니다. 아들의 치료는 얼마가지않아 완치를 가져왔고 정자도 액화 될 수 있었습니다.

얼마지나지않아 여성은 임신이여서 어머니에게 알려드렸더니 고집불통인 그녀는 믿을 수 없었습니다. 그러나 3달이 지나 어머니도 임신을 확인할수있어 이혼한 며느리를 다짜고짜 집으로 모시려 했습니다. 하지만 이미 이혼하고 집에서 쫓겨난 그가 쉽게 집에 다시 들어갈리가 없었습니다.

수차의 부모님의 권고에 그녀는 몇가지 조건을 제기하였는데 다시 결혼하고, 결혼식도 올리며 집과 자동차를 사달라고 강력히 요구였습니다. 아버지도 없이 그닥 변변치 않은 생활 형편이였으나어머니는 여러 친척들의 도움으로 그의 요구를 들어주었습니다. 하지만 어머니와 함께 다시 새 생활을 시작하기에는 무리가 있었습니다. 그들 두 부부의 정은 더욱 깊어졌으나 아들과 어머니와의 사이는 예전으로 돌아 갈 수 없었습니다.

무정자로부터 다산부로

코로나와의 치열한 전쟁속에서 나는 국민들과 함께 추호의 두려움없이 하나로 단결되어 계속 큰 승리를 취득하였을 뿐만 아니라 전립선염과 전립선염의 합병증과의 싸움에서도 더 없는 훌륭한 성적을 거두었는 바 많은 사람들을 "자살"에서 "남성을 포기한 절망의 늪"에서 새로운 희망과 행복을 찾게 하였습니다.

2022년을 맞이한 이 시각 2021년의 마지막을 보내며 나는 연속되는 위챗 메세지, 126이메일 편지들을 받기보기에 정신이 없습니다. 나는 80을 바라보는 고령에서도 과거 환자들의 연속되는 소식을 받으며 그들의 과거를 회상하며 2022년에는 또 얼마나 많은 남성, 여성 들에게 건강을 선물하고 얼마나 많은 가정들을 행복한 삶의 속에서 그 달콤한 맛을 만끽하며 새로운 사없터에서새로운 성취로 자랑스럽게 살 수 있게 할까? 를 깊이 사색하며 희망찬 계획을 세웁니다. 그들을 상기하는 것으로 무궁무진한 에너지를 그들과 함께 나눌수있고, 그들의 만장일치로 되는 희망 "원장님 꼭 건강하셔야 합니다. 아직도 우리와 같은 사람들이 많이 많이 기다리고 있으니까요"라는 부탁에 회보하는 마음을 그들에게 선물하려 합니다.

아침 일찍 나는 새해 첫 출근을 하였습니다. 습관적으로 위챗을 보려는데 전화가 옵니다. "XXX 평창"입니다. 40세에 〈남성을 포기〉하고 연로한 어머니와 함께 묵묵히 건설장에서 차를 몰고 계신다는 XXX기사입니다. 음경이 전혀 살아날 줄 모르고 정자가 없어 현대 의학의 포기를 받은 그에게 결혼이란 무엇일까 41세 되도록 다시 치료희망마저 잃고 아버지도 없이 연로한 어머니와 함께 웃음 없는 나날을 보내는 두 모자, 어머니는 병신아들이 자기탓이라여겨 죄짓고 살고 아들은 어머니를 위로하며 "장가가서 무엇합니까? 어머니와 함께 사는 것이 나에게는 더 없이 행복한데요." 두모자는 이외에 다른 그 어떤 말도 할 수 없이 나날을 한숨속에서 살아가야했습니다. 그러던 어느 날 그들 가정에는 의외로 일본여인이 찾아왔습니다. "그저 함께 살게 할 수 있다면 만족입니다" 반갑게 그녀를 받아들인 이가정에는 또 새로운 근심걱정이 생겼습니다. "어떻게 이 여성을 가정 보모로 둘 수 있겠습니까?" "다시 찾아보자. 세상에 한국에서 치료할 수 없다고 정말 다른 나라에서는 찾아볼 수 없을까?" "무정자" "성기능이 없는 남자" 어머니 몰래 그녀가 모르게 고된 일을 마치고 집에 들어가면 김기사는 묵묵히 컴퓨터에서 이 방면의 소식을 찾습니다 우연히 한국인터넷 '다음'에서 한국 대학교에 와서 수차 남성 방면의 논문을 발표한 중국의사 방산옥교수의 자료를 발견하였습니다. 남성을 전문으로 50여년을 연구치료한의사의 논문자료였습니다.

"이 여성의사를 한번 찾아보았으면". 별로 깊은 고려도 없이 몇일간 일들을 끝마치고 그는 연길행을 떠났습니다. 퍽 말문이 막힌 듯한 그는 겨우 입을 열었습니다. "41세에 남성을 포기했습니다. 성생활도 못하고 몇 해는 줄곧 병원 등을 찾았으나 가는 곳마다 전립선염. 그 합병증으로 무정자. 현대의학으로는 전혀 방법이 없습니다." 그후로부터 독신 생활을 결심한 그. 찾아왔으나 퍽 고려가 많은 듯했습니다. 유심히 나의 얼굴만 깐깐히 쳐다보는 그의 얼굴에는 수심으로 가득차있었습니다.

상세한 전립선염의 검사로부터 그 합병증마저 이만저만 중하지 않았습니다. 무정자는 고환염의 합병증인가? 아니면 부고환염? 그 까지는 검사가 깊이 들어가지 못하였으나 전립선염의 기혈평형, 녹색치료방법으로 전립선관 안의 일체 쓰레기들을 정리하는 과정은 생식계통-음낭과 수정관. 정낭의 쓰레기들도 함께 청리되는데 한달사이에 그의 치료는 너무도 놀라운 변화를 보게 되었습니다. 무정자라 그 사이에는 전혀 가능성이 없으리라고 생각되었는데 획기적 변화를 보게 되었는 바

완전히 정상적성기능인 정자는 나의 눈을 의심할 정도였고 처음 자신의 정자를 보게 되는 환자는 "체내의 쓰레기를 정리한다더니 나의 고환에는 올챙이들이 자리를 잡고 있는 건가요?" 그는 의심스러운 눈매로 나를 바라보았습니다. "아닙니다. 김 기사님의 정자입니다.""도 회복되어 음경이 발을 향하던 것이 배꼽을 향했어요. 돌아가면 즉시 애를 볼 것 같구만."

나의 말과 함께 문진부는 환호소리에 들끓었고 환자는 물론 모두가 현미경을 다투어 그의 정자를 관찰하였습니다. 너무나도 기꺼운 소식이었습니다. 그 후 얼마 지나지 않아 집에 돌아간 그에게서는 또 기쁨에 기쁨을 싣고 새 소식이 전해왔습니다. "아내가 임신입니다. 그이를 데리고 원장님을 찾아 떠나렵니다", 나는 급히 그에게 축하를 하는 한편 "절대로 오지 못합니다. 절대적으로 보호해야합니다. 성생활도 3개월간은 절대 금하고". 나는 급히 주의사항들을 꼼꼼히 알렸습니다. 몇 일후 그 남성은 "혼자서라도 인사를 하여야지" 급히 급히 몇일이지나 그는 끈내 나를 찾아 왔다. 확 달라진 그의 기쁨으로 얼굴에는 보름날 밝은 둥근달이 떠올랐고 부리부리한 두 눈은 이글이글빛나고 입은 양 귀에 붙어 다물지 못하고 말문이 터지기 시작하였다. 나는 그를 안아 걸상에 앉히려하며 "아니 나의 큰절을받으셔야하지요" 했다.

오늘 2022년 첫 출근과 함께 받게되는 메세지 설 인사를 받으며 나는 그때의 그 기쁜 광경을 회상합니다. "얌전한 남성"이 아니라 너무도 활달한 그의 성격을 말소리에서도 들을 수 있었고⋯ "그래 첫 딸을 낳은 후 계속 남자애를 낳겠다더니 낳았어요?" 하고 문의하자 급히 나의 말을 가로채며 숨차게 말을 이었습니다.

"연년생으로 남자애를 낳았고 이미 큰딸은 5살입니다. 난 또 더 낳을 겁니다."

그의 자신있는 우렁찬 목소리는 나의 전화를 엿듣던 주위의 환자들마저 "대단하다"고 환호하였습니다. 벌써 6년이된다고.나는 나의 귀를 의심할정도였습니다.

그럼 그의 정자가 이렇게 빨리 한달사이에 무정자로부터 정상 정자를 사정할 수 있은 원인은?

그것은 수정관이 폐쇄되어서였습니다.

전립선염의 합병증에는 수정관폐쇄도 있음을 의사와 환자들에게 제시하여 주고 있습니다. 새해에도 또 아이를 낳겠다는 그들 부부의 생육계획의 실현을 축하드리면서 나도 더 없는 행복을 느끼게 되었습니다.

"원 앙 부 부"

장모의 사랑이야기는 전설같이 이미 20년이 지났지만 아직도 널리 전해지고 있다. 그들의 사랑에 감동된것도 있겠지만 그 보다도 그럴만한 사연이 있었기 때문이었습니다.

이 전설속의 주인공 남성 총각 장씨는 27세부터 《강간미수범》으로 4차나 옥살이를 하였습니다. 처음에는 2년형이었으나 점점 형기는 가중해져 제4차는 6년 판결을 받았었습니다. 죄범들 사이에서도 특별히 인간대우를 받지 못하고 축구공마냥 발에 차이고 밥사발을 빼앗기고 다른사람들의 뭇매를 맞았고 갖은 수모를 받았습니다. "너도 남자냐!"는 기시와 놀림으로 점점 우울해져 머리도 쳐들지 못하고 대꾸한마디도 하지못하는 벙어리가 되였고 그보다도 더 억울한것은 "토끼보다 못한 놈"으로 이는 옥에서의 그의 별명이였습니다. 토끼는 매일같이 하루에도 몇번씩 교배하고 연속 임신시킬수 있지만 장씨는 강간도 못하는 주제에 "미수"만하고 그것도 "상습"이 였으니 남자들 모두의 망신이 아닐 수 없었고 그로 인해 그의 옥살이도 더 고달팠을 것은 물론이었습니다.

마음씨 착하고 부지런하고 머리가 좋아 공부도 잘한다고 마을 사람들의 총애를 받던 그가 청춘기를 지나며 우울해지기 시작하더니 책상에 마주 앉으면 진종일 일어날 생각이 없었습니다. 그러던 어느 날 집을 떠난지2-3일 되도록 돌아오지 않더니 느닷없이 법원에서 강간미수로 기소장이 날아왔습니다. 믿어지지 않는 통지였으나 부정할 수 없는 사실이었습니다. 그후 2차, 3차가 거듭되면서 3차죄명에는 "상습"이라는 두글자가 더 붙혀졌습니다. 네번째로 판결을 받게 되자 장씨의 부모는 감옥측에 병적인건 아닌지 검사를 신청했습니다. 수차의 강력한 요구에 끝내 전면검사가 허락되였습니다. 그런데 가족앞에 놓여진 두툼한 병원검사자료들은 "정상"임을 증명했을 뿐 그의 죄명과는 추호의 관계도없이 《이상이없다.》는 것이였습니다. 그리고보니 몇년뒤 출옥하게 되였지만 반겨주는 사람하나 없었습니다 아들이 옥살이는 오직부모만이 그럴수록 가슴이 더 아파나고 꼭 구하려는 희망을 버릴수 없게하였습니다. 부모와 녀동생은 생기잃은 장씨를 옥에서 나오는 길로 집이 아닌 생식전문병원으로 데리고 갔습니다. 어머니는 성전문의--나에게 아들이 강간미수로 4차례 옥살이 한 사실을 털어

놓았습니다. 보통 강간 죄를 저지른 남성들은 흉폭하고 조급하고 성적충동과 적의감을 통제하지 못하는 성격의 소유자가 많은데 장씨는 우울하고 얌전하고 어진 남성이였습니다.

나의 검사 결과가 나왔습니다.

만성비세균성전립선염, 만성량측부고환염으로 음경의 신경반사는 전혀없었고 야간발기반사도 침묵을 지키고 있었으며 정액질량에도 지금의 상태에서는 자연임신가능성마저 전혀없는 소정자, 사정자였습니다. 신경장애는 우울증으로 점점 더 심해졌고 경한 정신장애증상도 나타났습니다.

환자는 자신의 병에 관심도 보이지 않고 멀쩡한 상태였었고 가족들의 근심걱정은 더하여졌습니다. 이런차에 뜻밖에 일이 생겼습니다. 장씨한테 혼사가 들어왔습니다. 그 녀주인공은 장씨랑 한 마을에 사는 27세 과부 오씨였습니다. 오씨는 첫딸 낳은지 몇달 되지 않아 남편이 이외의 사고로 사망하고 홀로 딸애를 키우며 힘들게 살고 있었습니다. 오씨는 주동적으로 장씨 부모를 찾아가 성생활이 없어도 다만 한살된 딸애만 잘 키워줄수 있다면 장씨랑 결혼하겠다고하였습니다. 극구 장씨를 꼭 남편으로 지켜주겠다는 마음가짐도 보여주었지만 장씨부모는 거절하였습니다.참으로 고마운 일이지만 오씨가 어린 나이에 잠시 애를 같이 키울 사람을 찾는거라 생각되여 승낙하지 않았던것이였습니다.

우선 아들을 살리고자는 마음에 모든걸 뒤로하고 치료에 전력을다하였습니다. 부모님의 의지와 정성이 아들의 치료에 큰 힘이 되었습니다. 치료를 시작한지 한달후 우울했던 그의 성격이 밝아지기 시작했고 가끔 얼굴에는 미소도 어리어있었습니다. 그런후 얼마되지않아 "벙어리"가 주동적으로 의사에게 자신의 속사정도, 마음과 신체의 새로운 변화도 이야기하기 시작하였습니다. "손가락에 감기던 나의 음경이 용을 씁니다", "나도 장가 갈수 있겠습니까?" 하는 물음에 의사는 대답대신 그를 와락 껴않았다. 《그래 갈수있지 좀 더 노력하면 아이도 가질수있지》 의사선생의 고무하에 장씨의 눈에서 흘러내린 눈물은 의사의 볼을 적셨습니다. 의사도 장씨도 흐느껴 맘껏 울었습니다. 이광경에 주변의 사람들도 감동되여 영문을 모른채 같이 눈시울을 붉혔습니다. 오랜만에 맛보는 기쁨이였습니다. 의사는 눈물을 닦으며 장씨를 어머니 품에 안겨주었습니다. 아들의 "어머니"라는 부름소리는 병원진찰실은 삽시에 침묵이 흘렀습니다. 어리둥절하던 어머니는 이제야 정신이 들었는지 목놓아 "내 아들!"하고 부르면서 아들을 품에 꼭 껴안았습니다. 지켜보던 아버지도 눈물을 참지 못하고 아들과 안해를 와락 껴안았습니다… 낳기만하고 잘 키워주지 못했다고 어머니는 《미안하다 다 내 잘못이다》라고 한말씀 몇번거듭하시는지……

새롭게 태여난 아들을 앞세우고 부모님은 오씨집을 찾아감니다. 제대로된 조선족 풍속의 청혼을 하려고. 한달후 결혼식도 올렸고 1년만에 장씨는 자신의 귀여운 딸애을 안게되었습니다.

오늘도 두부부는 예전과 마찬가지로 어깨 나란히 호미를 손에 쥐고 미소짓고 서로서로 바라보며 진지하게 이야기를 나누며 다락밭을 향하여 걷고있습니다. 매일같이 꼭 그시간이면 그들 부부를 마중하던 해님은 오늘도 붉게붉게 홍조짓고 얼굴에 호탕한 웃음 지으며 절반얼굴을 가리우고 산봉우리 바위뒤에 숨어서 이들과 숨밖꼭질을합니다. 사랑으로 서로를 아끼면서 부지런히 일하며 매일 매일을 밀월로 보내는 이들 부부를 사람들은 부러움을 숨기지못하고 "원앙부부"라고 부릅니다.

조선민족의 자랑 방산옥 박사와 한국의 아들들.

환자였던 최○○ 작성.

나는 바다 관련된 일을 8년 동안 일을 했다. 그 동안 바다에서 일을 하면서 바람이 쎄고, 습하고, 차갑고 이런 기운을 맞으며 일을 해왔다. 그리고 몸이 아프기 시작하고도 육지에서 안정적으로 제때 치료를 받지 못했다.방산옥 선생님의 소견상 나의 주증상은 방광통인데, 방광벽이 굳어져 수축이완 작용이 되지 않아 아픈 것이라고 하셨다.

나와 방산옥 박사님과의 인연은 2018년 부터였다. 당시 나는 생소한 병이던 '만성골반통증 증후군'을 앓고 있었다. 중국의 의술이 얼마나 대단할까라는 의심을 처음에는 가질 수 밖에 없었다. 왜냐면 보통의 대한민국 국민이라면 한국의술이 매우 뛰어나다 생각했기 때문이다. 사실 나는 모국에서 안 받아본 치료가 없었다. 2016년 무렵부터 시작된 극심한 하복부 통증, 그리고 갈수록 쇠약해지는 몸과 전신통증을 비록한 복합증상들은 나의 삶의 의지를 꺾기에 충분하였다. 내 방이 11 층이었는데, 너무 아플때면 한번 쎄게 아프면 더 이상 아픈일이 없겠지... 라고 생각하며 베란다 저기 아래를 바라보며 탄식할 때도 있었다.

한국에서 받았던 치료는 다들 그렇듯이 항생제와 소염 진통제로 치료를 시작하였다. 온갖 종류의 약을 다 먹어 보았다. 퀴놀론계열, 레보플로사신, 티니다진정 등 처음 듣는 생소한 약의 이름을 알아내 종류별로 다 먹어 보았다. 나는 병을 앓기 전에는 평소에 간이 튼튼하다 자부하고 있었다. 음주 후 하루 걸러 쉬고 신체검사를 했을 때 간수치가 전혀 이상이 없었기 때문이다. 그리고 피로회복도 대단히 빨랐다. 방산옥 선생님께 오기 전인 2018년 초/중순 무렵에는 지나친 약 복용으로 간수치가 정상이 아니었다. 그런데 어쩌겠는가? 몸이 아픈데 항생제와 소염진통제에 의존할 수 밖에 없었다. 그리고 한국에서 전립선염으로 유명하다는 한의원에 가보았다. 두곳은 인터넷 검색을 하면 누구나 알수 있을 정도의 그런 곳이었고 한곳은 동네에 있는 손님이 많은 한의원 이었다. 매우 냄새가 역한 한약을 처방하는 그곳의 한약을 먹었는데 차도가 없었다. 나머지 한곳에은 17년에 내원을 했는데 봉침을 맞고 또 복부 전체에 침을 맞았는데 당시 복부 전체 근육이 뭉쳐 있어 침을 맞을 때 고통이 대단히 심하였다. 전립선염을 진단할때 맥을 잡아 진단한다는 것은 대단히 비과학적인 방법이다. 사실 전립선의 상태를 보려면 전립선액을 봐야 한다. 전립선염의 진단은 정말 의학적/과학적 방법으로 이루어 져야 한다. 방산옥 박사님은 우선 현미경을 통해 전립선액 검사를 하고, 그리고 나머지 소변, 혈액 검사를 통해 환자의 상태를 진단하신다. 방산옥 박사님의 검사는 정확하다. 그리고 환자의 상태까지도 정확히 설명해 주신다. 그러한 환자들을 수도 없이 많이 봐왔기 때문이다. 전립선 환자가 전립선이 아프면 그곳에만 한정

되서 아픈것이 아니라 곧이내 생식계통, 비뇨계통, 전신에 영향을 주게 된다. 전신에 영향은 전립선이 호르몬을 생성하는 기관이기에 이러한 복합적인 문제가 발생하는 것이다. 심지어 어떤 환자는 심장이 불규칙적으로 뛰는 환자도 있었다. 호르몬이 비 정상이라면 전신에 영향을 주게 된다. 그 증상은 매우 많으며 상상하지 못할 정도로 곳곳에 악영향을 주게 된다.

한국에서 치료받은 양방치료로는 요도에 소독액 같은 것을 넣고 항문에 온열봉을 넣어서 치료를 하는 방식을 사용하는 병원에서 치료도 받아 보았다. 혈자리와 관련된 책을 사고 벌을 주문해서 혼자 혈자리에 벌침을 놓은 적도 있었다. 인터넷을 검색하고 약재를 다려 물을 마셔 보기도 하였다. 아픈 몸을 이끌고 내 스스로 처방을 찾아 다니기가 대단히 괴롭고 힘들었으며, 지방의 중대형 규모의 큰 병원에서는 "소변이 전립선으로 들어가서 아픈겁니다!"라고 의사가 나에게 언짢아 하면서 '방법이 없다, 치료를 못한다' 이러한 말을 솔직히 해주지도 않았다. 의사에게 환자로써 아파서 병원에 갔는데 솔직한 답변은 커녕 환자가 병원에 왜 왔나라는 식으로 말해서 괴롭고, 서럽고 힘겨웠다. 그 순간들이 너무나 싫었다... 지금도 생각하면 끔찍하다. 한국에서 이렇게 양방쪽의 병원은 10여곳 정도를 다녔던 것 같다. 그리고 마지막으로 한국에서 가장 큰 3차 병원과 유명한 의사 선생님이 계시는 2차 병원에 갔다. 결국 그 당시 의사선생님께 들었던 답은 '증후군'이다. 증후군이란 무엇인가? 병의 원인과 치료를 규명하기 어려운때 증후군이라고 한다. 결국 나는 그렇게 좌절을 겪었다. 하지만 마지막으로 그렇게 우리나라에서 할 수 있는 것을 다 해보니 미련이 없었다.

3차 병원을 끝으로 중국으로 가야 겠다고 결심을 했다. 내 통증의 강도가 어느 정도 였냐면, 통증을 버티고 버티다 머리가 하얗게 새었고 통증을 참기위해 이를 꽉물어 치과에 가기도 하였다. 극심한 고통에 일을 하면서 집중하기도 어려웠다. 나의 모든 신경이 통증에 집중되었다. 치료를 위해 약값을 벌어야 하기에 일을 해야 하기에 직장에 나가도 너무 몸이 고단하고 힘겨웠으며, 일하는 중에도 찜질기를 배에 앉고 생활하고 퇴근하자마자 찜질을 시작하고 새벽까지 통증으로 잠을 들지 못 하다가, 겨우 새벽 2~4시경에 잠이 들었다가 7시경에 잠을 깨면 마취가 풀리듯 극심한 통증이 밀려왔다. 그리고 아픈 몸을 이끌고 출근을 하였다. 통증으로 숨쉬는 것도 힘겨웠다. 배는 늘 찜질기로 화상을 입은 상태였다.

처음에 중국에 도착해서 치료를 받을때 더 이상 다른 치료 방법이 없다는 생각으로 치료를 시작했다. 방산옥 선생님의 치료는 매우 독특했다. 단전 하단과 치골위 쯤에 중심부에 주사를 놓았다. 선생님께 이 주사가 어떤 주사인지 여쭈어 보니, "중약(한국에서는 이런형태를 한의라고 한다.)으로 만든 자연 녹색주사이다."라고 말씀 하셨다. 녹색주사는 오로지 자연에서만 온 재료로 만들어져 신체에 악영향이 없이 몸을 회복시키나. 치료를 받는 동안 주사를 맞으면 배는 더 아프다. 통증을 동반하면서 손상받았던 장기나 근육/신경 등이 주사액으로 치료가 되면서 점차점차 회복되는 것이다.

처음 1차로 중국 연길의 방생진료소에서 2018년 말 ~ 2019년 초 까지 약 70일간 치료를 받았다. 이때 40일차 까지 전립석액 내에 레시틴이 나오지 않다가 이후 레시틴이 많아지는 것을 확인하고 귀국하였다. 일을 해야해서 어쩔 수 없이 복귀해서 중약을 받아 먹었지만, 지금 생각해보면 대단히 어리석은 행동이었다. 선생님의 치료는 환자 스스로가 충분히 회복을 느낄 수 있을 때 까지, 선생님을 끝까지 믿고 치료를 받아야 한다.

1차 치료를 받는 동안 눈에 띄게 진 곳은 간 수치가 정상으로 돌아 왔다는 것이다. 치료를 받는 동안 늑골 아래가 많이 아픈때가 온다. 간에 대한 치료를 따로 한 것이 아닌데, 그때 방산옥 선생님과 상담하니 '늑골 방사통'은 주사약이 온몸을 돌면서 간에 들어가서 지금 회복시키고 있기에 방사통이 생기는 것이라고 하셨다. "간 뿐만 아니라 다른 부위도 치료 과정에서 드러나게 되고, 함께 점차 치료가 된다."고 하셨다. 나는 이후 귀국해서 신체검사를 받았을 때 간 수치가 정산으로 돌아옴을 확인하였다.

치료에서 통증/증세를 정확하게 알고 있는 사람은 환자 본인이다. 그리고 치료 도중에도 증상에 대해 선생님과 상의를 해야 한다. 그래서 본인의 증세에 맞는 중약을 복용하며 주사를 맞으며, 꼭 본인 스스로 충분히 좋아질 때 까지 치료를 꼭 받아야 한다. 중간에 치료를 마치지 않고 선생님의 의술을 의심하다 귀국했던 사람들도 있었다. 하지만 귀국해서 무슨 방법이 있겠는가? 결국 인터넷이나 서적을 찾아 보고 그 동안 시도해봤던 것들을 되풀이하게 될 뿐이다. 치료가 되는 느낌은 결국 환자 본인 스스로가 가장 잘 알게 되어 있다. 주사액이 하복부에 들어오고 그 약성분이 내 몸에 어떤 일을 하는지 스스로 느껴 봐야 한다. 1차 치료 이후 치료를 못 받았던 2년 동안 나는 하복부에 꽉 막혀 있는 듯한 통증을 느꼈었다. 하지만 2021년에 연길로 왔을 때는 하복부 내에 있는 매우 투터운 통증으로 둘러싸인 벽을 주사액이 뚫고 있는 느낌을 받았다.

2019년 이후 나는 2년정도 더 일을 하다가, 코로나가 창궐하여 더 이상 중국으로 갈 수 없는 상황이 되었다. 통증이 많이 남아 있었지만, 나는 승진을 포기하지 않았기에 휴직을 할 수가 없었다. 일하는 동안 너무 괴롭운 일들이 많았지만 꾹꾹 참고 일을 하였다. 이후 나는 2021년 초에 직장에서 어떠한 계기로 승진을 포기하고 휴직을 하며 치료를 받기로 결심하였다. 건강이 악화되서 몸이 더이상 버티질 못 했기 때문이다. 방산옥 선생님은 말씀하시기를 만성골반통증 증후군의 치료를 받는 사람은 스트레스에 대단히 유의해야 한다고 한다. 통상 의사 선생님들이 설명하는 것과 같은 이치다. 스트레스는 뇌하수체에 영향을 주고 이러한 뇌하수체는 전립선과 그 주변 장기에 영향을 준다. 나는 일을하면서 스트레스를 극심하게 받을 때면 통증이 심해져 한동안 누워서 찜질을 하며 안정을 취해야 하는 경우가 많았다.

일단 방산옥 선생님으로 부터 치료를 받고 전립선에 레시틴이 정상적으로 나오게 되면 이후에는 아픈 다른 부위가 치료가 되는 느낌을 가질 수 있다. 아주 오래동안 나를 괴롭히던 통증의 강도 자체가 대단히 좋아 졌다. 하지만 초창기 부터의 통증이 워낙 심한 상태여서 좋아 지더라도 일상생활은 불가능할 정도였다. 치료를 받는 동안에 주된 하루의 과업은 누워서 찜질하는 것이 다였다. 참으로 오랜 시간 힘들게 버텨왔다. 너무나 아쉬운 점은 좀더 일찍 방산옥 박사님이 계시다는 것을 알지 못했던 것이다.

방산옥 선생님은 나의 병을 정확하게 진단하셨다. 전립선통 증후군에서 더 악화되어 방광통이 생긴 경우인데, 이러한 경우에 방광은 초음파, CT 등의 촬영으로도 잡아 낼수 있는 것이 없다. 왜냐면 결석도 아니고 염증도 아닌 단계이기 때문이다. 방광에 염증이 있으면 혈액이 검출된다. 이때 재빨리 치료를 하면 나 처럼 치료하기 어려운 단계까지 오지 않는다.

아쉬운 점은 예전부터 우리나라 사람 중 한 두명씩은 꼭 연길에 와서 치료를 받았다고 하는데 일찍 이런 분들이 널리 알렸다면 더 빨리 치료를 받을 수 있는 사람들이 얼마나 많았겠는가는 생각이 들었다. 이 글을 적는 이유도 방산옥 선생님께 감사한 마음이 매우 크고, 무엇보다 나처럼 환자들이 병을 키우지 않고 빨리 치료를 했으면 하는 바램으로 적는 마음이 크다. 중요한 것은 병력이 오래 되면 오래 될 수록 상황은 심각해진다는 것이다. 나는 머리가 하얗게 새어버렸고 통증을 참고 생활하는 동안 다른 장기나 근육 등이 생각하는 것 보다 훨씬더 쇠약해져 있었다. 2018년 처음 연길 방생진료소에 내원했을 때 선생님이 전립선을 촉진하여 검사할때 손가락이 항문에 그냥 쑥 들어 갔다. 그말은 항문에 탄력이 없다는 것이다. 건강하지 않은 사람은 몸에 탄력이 없다. 죽은 사람이 몸에 항문이나 내부장기의 탄력이 모두 사라져 오물을 배출하는 것과 같이.. 나의 몸은 어쩌면 시체가 되어 가고 있었던 것 같다. 2021년 7월에 치료를 받으러 와서는 한 5개월 차 정도(12월)에 검사를 할때는 선생님이 손가락을 항문에 넣기 힘들어 졌다. 그 만큼 항문에 탄력이 생긴 것이다.

　치료를 고민하고 있는 환자들에게 꼭 말하고 싶다. 병력이 오래 될 수록 내부의 장기가 염증으로 인해 조직이 손상받고 굳어져 가면 단단한 시멘트 벽처럼 변하여 치료의 기간은 더 길어 질 수 밖에 없다. 흙처럼 아직 조직이 부드러움이 남아 있을 때 서둘러 치료를 시작해야 하는 것이다. 나도 발병 후 즉시 왔다면 이렇게 오랜시간 고통 속에서 고생하는 일이 없었을 것이다.

　모두 살고 싶은 삶이 있고, 해내고 싶은 것들이 있을 것이다. 이 병이 얼마나 무서운 병인가... 암보다도 무서운 병이다. 암은 생사의 기로에서 싸워야 하지만, 이 병은 치료의 방법이 없어 말라 죽을때까지 시일만 기다려야 하는 병이다. 고통속에서 평생을 살아야 하는 병이다. 그리고 염증이 만성화되면 직장암, 전립선암, 폐암으로 발전될 수도 있다. (*여기서 폐암에 대해 설명하자면, 남성 중 어렸을 적에 결핵이 걸린 사람들은 그 안 좋은 것들이 고환으로 내려가게된다. 그러면 성기능에 문제가 생길 수도 있다. 즉, 전립선과 폐는 연결되 있는 것이다.--방산옥 선생님 설명) 이 병을 앓게 되면 꿈도 삶도 모두 내려 놓게 된다. 오랜시간 나를 치료할 수 있는 곳을 찾고 또 찾았었다. 나는 확신 할 수 있다. 연길 방산옥 선생님의 의술이 오랜시간 과학적으로 연구한 진짜 치료법이라는 것을... 봉침, 침, 마늘, 산수유, 아사히베리 등등 식이요법을 비롯한 모든 우리나라에서 서로 공유하는 치료법은 건강한 사람들 한테나 적용할 수 있는 몸을 보신 하는 방법일 뿐이다. 그렇게 좋아진들 분명히 다시 안 좋아 졌다고 할것이다. 사실은 다시 안 좋아진 것이 아니라 그냥 완치가 안된 상태였던 것이다. 나도 봉침을 통해 근육통이 많이 좋아진적이 있어 근육통에 효과가 뛰어난 것을 잘 알고 있다. 하지만 항생제도 제대로 침투하지 못하는 전립선을 어떻게 표피에 넣는 봉침이 그 긴 길을 뚫고 가겠는가? 우리나라에서 하고 있는 전립선과 관련된 민간요법, 치료법 모두 완치를 위한 방법이 아니다. 중의학을 무시하는 사람들은 아직 의술과 역사의 깊이에 대해 제대로 모르는 것이다. 생각해보면, 우리가 목감기가 걸리면 배도라지즙을 먹고, 기운이 허한 사람들은 개소주를 먹기도 한다. 이러한 것들이 어디에서 왔는가? 자연에서 왔다. 창조주께서 인간들에게 수수께끼 처럼 병을 치료 할수 있도록 만든 자연의 모든 것들. 그것을 찾으려는 시작이 5000년 전 부터 황제가 연구 했던 것이다. 인류가 비약적으로 의술이 발전하려면 이 양의와 중의가 복합적으로 치료의 방법을 연구해야 할 것이다.

내가 이렇게 완강하게 이야기 하는 것은 꼭 환자들에게 일찍 오라는 것이다. 나처럼 심각한 상태에서도 오지 못하고 오래 병을 앓으면 언제 연길에 오더라도 그 치료 기간은 너무나 길어진다.

내가 지금 이 글을 적도 있는 동안 다 나았는가 물어보면 아직 낫지 못하였다. 나는 우리나라(대한민국)에 급한 일이 있어 완치를 하지 못하고 너무나 안타까움을 간직한채 곧 귀국해야 한다. 나에게 좀 더 시간이 있었다면 완전히 좋아 질 것인데… 너무나 안타까운 마음이다. 다음카페나 네이버밴드에 좀더 확실하고 세세하게 우리나라에 있는 환자들에게 완치했다고 경과를 알려 주고 싶었는데 이번에 그러지 못해서 또 안타까움이 남는다.

하지만 과거에 비해 몸이 많이 좋아 졌으며, 전신통증과 팔뚝 내부, 허벅지 내부, 종아리 뒷부분, 귀 뒷머리가 당기면서 쓰리게 아픈 증상은 사라졌으나 아직 하복부 통증은 많이 남아 있다. 과거에는 하복부 통증은 복부 전체를 덮으며 뒤틀리는 듯이 아팠지만 치료를 받을 수록 차츰차츰 통증 범위가 줄어 들고 있다. 현재는 치료전에 비해 복부통증의30~40% 정도 남아 있다. 한국에 일이 있어 정신적으로 많이 힘든때면 40%정도의 통증강도가 느껴지나 푹 쉬면 30% 수준까지 올라온다. 2021년 치료를 시작하고 이제 약 250일 정도 주사를 맞았는데 매번 맞던 주사 자리가 많이 딴딴해져서 놓기 어려워 한 3mm정도 하단에 놓고 있다. 하복부 통증, 내 모든 고통의 시작점에 이제 곧 치료가 되고 있는 것을 느끼고 있는데... 반드시 꼭 해야 할 일이 있어 귀국할 수 밖에 없음에 너무나 안타깝다....앞으로 나는 꼭 완치를 하기위해 노력할 것이고 필요하다면 다시 내원할 것이다.

여기서 오기 위해서 함께 멀리 베이징에서 부터 함께 왔던 환우분들 그리고 연길에서 만난 환우분들 모두 깨끗이 회복되어 새로운 삶을 살기를 바랍니다. 꼭 나아 선생님의 의술을 널리 알리고, 이 병을 앓고 있는 많은 사람들이 반드시 올바른 치료를 받으면 좋겠다.

방산옥 선생님은 환자들 모두를 아들처럼 생각하신다. 젊은 환자들이 병원에 올때면 아직 한창 나이에 그렇게 아픈것이 걱정되어 퇴근하고 나서 어떤 약재를 쓸 것인가 한참을 고

민한다고 하신다. 예전에 치료를 받았던 환자들을 이야기 할 때면 많이 보고 싶어 하신다. 선생님으로 부터 다시 새로운 삶을 얻게 된 환자들 모두 방산옥 선생님의 아들들이다. 다시 꿈을 가지고 살아 갈 수 있고, 사랑을 할 수 있고, 가정을 꾸릴 수 있고, 또 옆에 있는 사람들에게 행복을 줄 수 있다. 모두 병을 나아 그런 삶을 살 수 있기를... 간절히 바랍니다.

"방산옥 선생님, 항상 건강하셔야 합니다! 선생님의 도움이 필요한 사람들이 너무나 많습니다!

항상 건강하시고, 몸에 안 좋은 음식은 되도록이면 드시지 마시고, 건강한 야채로 식사를 하세요~! 선생님, 감사합니다. 저에게 희망을 주셔서 감사합니다!"

"다행히 임신이어서 정신병을 피면할 수 있었습니다."

할머니를 모시고 아버지 단위분들과 함께 장백산 구경을 떠난 17세라는 xxx는 의외의 사고로 장백산 협곡에 떨어져 사망하였습니다. 7일만에 사체를 찾은 홍씨 가정은 이 일로 하여 또 다른 재난이 닥쳐왔습니다.

46세 되는 홍씨 부인은 아이를 낳겠다고 병원을 찾아 다닙니다. 아이가 돌이 되자 다시 두번째 임신을 하게 되었는데 시어머니가 애 낳으면 봐달라고 하니 못보겠다기에 하는 수 없이 인공유산을 하였습니다. 그후 피임방법이 없어도 다시 임신이 안되기에 고생을 덜었다고 시름 놓고 15년을 살아왔는데 이제 아이를 낳을 수 없을 것은 너무도 확연한 일이었습니다. 그래도 방법이 있을까 생각되어 수란관검사를 하였더니 전혀 폐쇄되었고 자궁 내막도 심한 만성염증의 후유증으로 균형을 잃었습니다. 인공수정을 한다 하여도 이런 자궁에서는 태아가 자랄 수 없고 약으로 난자를 키운다 해도 잘 클 수 없다고 "더는 방법이 없습니다."는 포기를 받았습니다. 정신이 이상하기 시작하더니 계속 나를 찾아와 매일매일을 동반한지도 거의 한 달이 됩니다. "정신병"이 오게 된 그녀를 멀리하면 정말 정신병이 오게 될 것이고 하는 수 없이 남편을 찾았습니다. 55세 나는 남편은 아내가 생육가능성이 없고 미치기 시작하자 이미 한 단위의 농촌여자와 다른 집을 세들어 살기 시작하였습니다. 치료가 안 될 줄로 알고 있던 남편은 간단히 계속 치료를 해주라는 것이었습니다. 정신병원에 갈 때면 더 큰 돈을 쓰게 되겠으니 나에게 부탁드린다는 것이었습니다. 나는 매일 그녀에게 주사 한 대씩 놓아주며 정신안위를 해주습니다. 아이나 낳게 하려고 함께한 생활에 남편은 그만 너무 그 사람에게 반해 버리고 자기 짐들을 옮기기 시작하였습니다. 임신 가능성이 없다는 판단에 집에서 나가기 전에 하루 한 성생활이 그만 임신이 될 줄이야. 남편이 나갔는데 무슨 주사를 계속 맞겠는가 하여 나는 간단히 약을 지어 주었습니다. 그러니 기여히 주사를 맞겠다고 간호사에게 간청하게되자 나는 다시 남편을 찾았습니다. 남편은 그의 요구를 들어주라기에 그의 치료는 계속 되었습니다. 그러던 어느날 그녀는 내가 임신했다며 검사해달라 하니 나는 어떻게 설복할 수 없어 검사를 하였는데 정말 양성으로 나타나자 나는 가짜양성이라고 여겼습니다. 음력 설이 내일 같은데 그녀는 검은 피가 좀 나온다 하기에 팬티를 보니 확실히 검은색의 피가 작은 양으로 묻어 있었습니다. 임신검사는 여전히 양성이었습니다. 나는 하는 수 없이 음력설 준비도 못하며 그를 대동하고 그의 집에서 안태중약을 다려 연속으로 조금씩 먹이면서 함께 2일을 지냈습니다. 집이 춥고 아무런 먹을 것도 없는 상황에서 나는 남편을 불렀습니다. 믿지 않기에 그의 앞에서 또 검사를 하고 설명하였고 유산할 증상이 보여 이렇게 치료하고 있으니 불이라도 지펴 달라 하였습니다.

남편은 석탄을 사들이고 불을 지피고 사과와 바나나를 사왔습니다. "남편이 떠났는데 애를 어떻게 키우겠는가?"고 묻자 그럴수록 나는 이 애와 함께 살겠다며 4일후에는 큰 조카가 와서 나를 대신해 간병하게 되었습니다. 임신은 그녀를 정신병에서 구원받을 수 있게 하였습니다. 그들의 생활을 돕기 위해 나는 그의 집을 병원 입원실로 만들고 환자 10여명의 입원을 해결했습니다. 그 집의 아이는 얼마나 친근했던지 이미대학을 필업했으나 여전히 나를 "큰엄마"라고 불렀습니다.

"12차 인공수정에 생명 잃을 뻔"

궁이라하면 우선 궁궐, 궁전을 생각하게 됩니다.

대전에 계시는 38세 여성. 12차 인공수정 왼쪽 4차 오른쪽 8차 배란 성숙에 성공을 하여 인공수정을 거쳤으나 전부 실패하였습니다. 요행을 바라는 그녀. 그런데 지금은 계속 배란 촉진을 해보았어도 계속 실패만 합니다. 아니 이젠 더 난자를 키울 수 없는가 봅니다. 그러나 포기할 줄 모르는 여성. 어떤 힘이 그를 그렇게 완고하게 이 길을 계속 걷겠다 하였는지? "여성"이라는 이 함의는 꼭 아이를 낳아야 한다는 것인가요? 그는 연변화학기술대학의 도움으로 선진국을 포기하고 "낙후하다""중국의 의학은 한국과는 어깨 나란히도 할 수 없다". 는 평가도 불문하고 중국행을 선택하였습니다. 고려대학 교수님의 안내로 문진부를 찾아온 XXX 산후 조리를 잘 하지 못하여 전신이 부은 여성처럼 병원 출입구를 가득 채우는 그녀의 얼굴은 중한 병에 시달려 아무리 좋은 한국화장품도 그 거칠고 암담하여진 피부를 감출 수 없었다. 원래 말수가 적어서인지 아니면 힘없어서인지 목소리까지 겨우 들릴락 말락하게 모깃소리처럼 들렸다. 몇 마디 말에서 그의 고생한 치료역사를 알 수 있었고 검사를 하지 않았어도 이미 망가질대로 망가졌을 그를 생각하니 나의 자신도 없었다.

골반 하복부 유착, 적액은 이미 질로 내려와 부인과 내진도 할 수 없었다. 이런 질에 어떻게 성생활을 할 수 있었는가? 맥없이 하는 말 "모든 것을 포기했습니다. 인공수정만은 마취를 하고 진행하는 수술이기에 그런대로 진행할 수 있었습니다". 현재 의학의 피해자 여성으로 아이 낳으려다 자신의 일체를 버리는 여성. 이 같이 험한 의학의 피해자는 현재 의학만이 낳을 수 있는 "제품"이 아닐까? 나는 그녀를 보고 받을 수도 안 받을 수도 없는 이 "환자"? 이 "괴물"을 내가 어떻게 치료해야 되는가? 그러나 나의 결심 – 꼭 살리자 그러나 건강을 회복하여 성 생활을 할 수 있고 자기 몸을 이길 수 있는 S라인을 다시 회복하여 줄 뿐 생육까지는 담보하지 못하겠다고 나는 나의 생각을 그대로 호도할 수 밖에...

그의 몸매에서 내진을 하지 않아도 진단할 수 있었다. 상세한 진단은 몰라도 심한 그의 만성 골반염은 질로부터 골반, 복부까지 모든 장기들을 유착시켰고 적액은 40이상이었다. 치골연합상1촌 부위에 놓아야 할 주사도 바늘의 길이가 부족해서 척추마취용 주사바늘을 따로 구입할 수 밖에 없었다. 몹시 아프리라고 생각하였으나 그는 용히도 참아가며 매일매일 진행되는 중의약 - 기혈평형과 면역증가제를 주입한다. 장기들의 청리(나쁜 것을 빼내고 조직을 깨끗하게 하는 것)를 위해 특히 자궁, 수란관, 장 등의 청결약을 구복한다. 약에 특별히 민감한 그녀의 신체회복은 퍽 빠른 호전을 보였다. 대변으로 소변으로 쓰레기가 배출되었고 더욱이는 질로부터 배출되는 오물은 두툼한 기저귀를 받쳤어도 "쉬파리가 친구하려고 날아올 정도로 더럽고 썩은 냄새가 심하였다. 많은 오물들 - 쓰레기들이 자궁, 수란관으로부터 쏟아져 내리기 때문이었습니다.

40일의 치료를 거쳐 항아리 배는 종적을 감추었고 점차 허리가 보일 수 있었다. 내진검사에서 자궁의 활동성이 회복되었고 능히 성생활을 할 수 있었다. 얼굴 또한 화장을 안해도 밝아졌다. 나는 더는 이 환자를 접수하고 싶지 않았다. 이런 현저한 변화가 있을 때 속히 돌려보내는 것이 오히려 나의 체면도 지키는 것이 아닐까 싶었고 또 아이까지 낳는데는 자신이 없었다. "이젠 돌아가십시오. 재미있게 생활도 할 수 있고 행복 할 수 있을 것입니다". 나의 말에 그 여성은 더 대답이 없었다. 이것으로 그도 만족하는 것이라고 생각한 나는 안도의 숨을 내쉬었다. 그는 갔다.

헌데 20일이 되어 그가 다시 올 줄이야!!! "나에게 X-레이 촬영 사진을 말없이 조용히 내놓는다. 연변병원, 연변부유병원의 자궁수란관 사진이다. 나는 보려고도 하지 않고 "이 때문에 가라고 한 것이 아니었습니다". 난소의 공능까지 치료하려다가 공연히 루테인낭종(난소에서 정상 난포가 나오지 못해 그 안에서 낭종을 형성한 것)이 오고 낭종이 파열시에는 많은 출혈과 함께 생명이 위험하기에 이 치료를 계속하지 않으려는 것이었습니다. 연속 3일간 나의 병원을 찾는 그는 말없이 자리만 지킨다. 네번째 날이다. 자기를 소개한 고려대학 두 부부교수님을 모시고 왔다. 나는 병원 규모가 적어 이런 위험성을 알면서 환자를 위해 모험 할 수는 없습니다.

두 교수님은 "이제부터 우리집에 모셔가겠습니다. 배가 아프기 시작하면 곧 연변병원에 모셔가 입원시키고 "난소에 혹이 있었는데 터지지 않았는지 질에서 피가 흐릅니다"고 하면서 여기에서의 치료는 전혀 말씀드리지 않고 수술을 제때에 받으렵니다" 나는 다시 그의 난소의 형편을 상세히 이야기 드렸다. 난소벽이 두터워져 0.9cm였는데 여태까지 난소벽이 이렇게 두꺼워진 것은 처음으로 보았으며 이런 비대를 흡수시키려면 또 몇 달이 걸릴지? 나는 두렵기만 하였다. 그러나 그들 세분의 고무 격려 도움은 끝내 나를 계속 치료하도록 고무하여 주었다.

또 한달 치료가 계속되었다. 과연 초음파 검사에서 난소벽은 기본적으로 흡수되어 다시 10일 더 하였다. 집으로 돌아갈 때의 그의 모양은 마치 모델인듯 아름다웠고 걸음걸이도 살짝 살짝 가볍게⋯. 나는 그가 돌아가자마자 임신 될 것이라고 미리 가만히 축복하였다.

기쁘게 집에 돌아간 그 여성은 우선 자신을 치료하던 XX대학병원을 찾았고 자기를 맡아 줄곧 치료, 수술을 담당하던 4명의 의사들을 찾았다. 모두가 놀란 나머지 이구동성으로 "이는 신이 축복을 내린것이지 이술이 치료한 것이 아니다". "그분과 어떻게 치료를 하였는지 찾아뵙고 싶다고 고려대학의 교수님이 친히 나를 찾아왔다". 나는 퍽 실망하였다. 기술을 연마하려고 생각하지는 낳고 무엇 때문에 신이 내린 축복이라 하는가? 나는 회견을 거절하였다.

그녀는 그 후 점차 연속 딸을 낳았는데 암이 온다고 한쪽 유방을 절제하고 다른 한 쪽도 수술을 예약했었는데 유방을 위한 다른 치료는 전혀 없이 생식기의 호전으로 난소기능이 회복되며 배란도 유방도 모두가 원형으로 돌아가고 기능을 회복하여 두 아이를 먹일 수 있었다. 그 후 남자아이를 낳을 때까지 계속 애를 낳을 것이라는 소식까지 접하였는데 의사의 사명 – 여성을 살렸다는 것으로 하여 나는 또 기쁨을 느끼며 나를 지지하여 준 기술대학 두 교수부부와 그녀에 대해 감사를 표시한다.

50세에 첫 애를 보았다

첫 딸을 낳고 얻은 병인지 전신이 그리 건강한 편은 아니였고 병원을 찾았어도 부과병이 중하여 골반통증으로 치료가 잘되지 않거니와 다시는 아이를 가질 수도 없다는 진단을 받았습니다. 대기업가는 아니지만 사업가로서 이름있는 XXX는 18년전에 남편을 잃었어도 애도 못 낳을 신세에 이제 시집가서 무엇하랴… 생각하고 혼자 살았습니다. 그 후 52세되는 국가

간부… (부인을 잃은 지 5년이었다.) 그에게는 한국으로 연수를 간 아들 하나가 있었습니다. 인물도 인품도 아주 훌륭한 남성이였습니다. 그는 XXX에게 청혼을 하였습니다. 지극한 남성의 사랑에 그녀는 결혼을 답변하였습니다. 아들 딸가진 부부로써 아주 이상적이라 생각하였기 때문이였습니다.그런데 성생활을 할 수 없음을 전혀 생각지도 못하였습니다. 회음부에 음경이 다이기만 하면 심한 아픔이 오며 삽입을 거절하게 되는 여성을 모시고 남성은 나를 찾았습니다. "조금이라도 혹시 생활할 수 있게 못합니까?" 과연 골반염이 심한 유착을 남겨 간단한 외음부 마취를 하고 자궁경을 만져도 심한 복통으로 참지못하는 그녀… 나는 중약녹색치료로 자궁과 척추 앞부분 유착을 성공적으로 분리시켰습니다. 질과 자궁의 청리치료를 계속 하였는데 철저히 깨끗하게 치료를 하였는데 3달만에찾아온 부인 "월경이 갈때가되면 임신초기처럼 반응이 오는가요?" 얼굴피부도 해쓱한 그녀의 표정에 나는 다짜고짜 더 물어볼 생각없이 임신검사부터하였습니다. 양성입니다. 나는 기뻐소리쳤습니다 "큰복을 받았습니다" 눈이 휘둥구레하여진 이들 부부 믿어지지 않다는 듯 다시 검사를 요청했지만 확실한 임신이였습니다. 둘의 아이가 있게 된다는 것은 행복한 결혼이였습니다. "50에 애를 가질 수 있습니까? 나는 20여년 불임여성인데". 나는 그들 부부의 행복을 축하하며 "이미 사실이 증명되었는데 가능성을 논할 필요가 있습니까?" 70이 넘는 나는 마치 내가 임신한듯 기쁘기만하였고 그들과 함께 행복하였습니다.

여성만성골반염치료에 매독이 치료되었다

몇 년째 회음부 항문 주위에 콩알만한 결절, 밑면은 좀 평평하나 복판은 좀오목한 모양의 결절이 있었습니다. 한국에서 진행한 검사에서는 세균병원체 양성이었으며 매독도 검출 되었는데 줄 곧 2년간의 치료에서 매독은 근치되지 못하고 있었습니다.

전신 증상으로는 엉덩이 골반통, 소변이 잦고, 성 생활시 복부 통증이 있고, 늘 배에 바람이 차있고, 소화 장애가 심하습니다.

부과검사에서 자궁은 좌측 뒤 이동성이 전혀 없었습니다. 퍽 넓게 요추 미골전면에 유착되었습니다. 만성골반염과 매독 후유증이라고 여겨 중약 치료를 하였는데 한달 사이에 자궁의 위치가 평형을 이루었고 하복부 중간 위치에서 이동성이 회복되었습니다. 분비물은 황색의 비교적 농한, 약간의 자색 혈이였으며 양도 많아 근 10여일 흘습니다.고약한 썩은 냄새를 동반하였는데 한달 더 걸려서 증상이 명확히 호전되었고 매독 진 개수도 적어져 한 개 혹은 두개를 초과하지 않았습니다.

그후 한달 지나 다시 부과검사를하였는되 내부 생식기 유착은 전부 소실되고 자궁은 이동성을 회복하였고 자궁에 잠재하여 있던 쓰레기,고름 자색혈들도 전부 청리되어 새하얀 희박한 냄새도 없는 분비물이 조금있을뿐이였으며. 아픔이 가셔졌고 건강을 회복하였습니다. 줄 곧 매독 증상이라고 여겼던 골반통증, 요추통증은 사라지고 거칠던 피부는 반들반들 광택이 있게 되었습니다.

매독으로만 생각하며 페니실린만을 대량으로 근 3년간 장기적으로 사용하였으나 골반염도 회복될 수 없었고 매독도 호전될 수 없었습니다.

매독이라고 매독 검사만 중시하고 여성 골반염 내부 생식기에 질병이 있는가에 대하여서는 전혀 세심한 검사 치료를 홀시하다 보니 여성생식기 치료는 전혀 제외 되었된것입니다 . 그러나 기혈 평형 녹색중약치료에 쓰러기배출 독소청리를 함께 진행한 치료가 매독에도 효과를 보다니?

그의 치료는 끝났으나 의문은 여전히 나에게서 사라지지 않고 계속되는 연구 과제로 남았습니다.

중국으로 쫓겨온 일본 며느리

일본 농업은행 은행장의 하나 밖에 없는 며느리가 결혼 5년이 되는데 아이가 없었다. 일본 대자본가 가족에서 이런 일은 비록 보기 드물지만 아이를 낳지 못해 대를 이을 수 없다면 이혼하여야 한다. 결국 그 여성은 부모들의 권고로 일본, 미국에서 치료로도 해결하지 못하니 "중국에서 중의를 배워라" 이렇게 되어 그녀는 중국여행을 오게 되었는데 이는 곧 그녀를 집에서 내쫓은 첫 발자국이었다. 치료되면 돌아오고 치료가 안되면 다시 돌아오지 못하게 되어있었다. 그녀는 중국 동북지역부터 이 기회에 여행이라도 잘 하겠다고 마음먹고 "북경에서 중의학원 임상 병원 북경중의병원에서 반년의 치료에 효과가 없어 돌아가라는 말에 여행을 시작하였던 것이다. 동북 3성에서도 이름이 있는 백두산을 걸쳐 남행하려던 그는 장백산여

행사를 따라 백두산 구경을 하지만 말 한마디 없이 너무도 여행 온 기분이 아니었다. 옆에서 통역사에게 물어봐서야 이렇게 불임으로 쫓겨나는 그의 처지를 알게 되었다. 그녀는 연길에 있는 나를 소개받았으나 "대단한 유명 병원들"을 다 거치고 이젠 이런 산골로…. 잘 납득되지는 않았어도 시간도 소모하고 한번 가보려다고 생각하고 그녀는 나를 찾아오게 되었다. 비쩍마른 수심에 가득 찬 그를 보는 순간 "아무리 발달한 일본이라해도 나를 찾아오게 되었다" 나는 항일전쟁에서 사망한 삼촌을 생각하니 불안과 증오가 확 솟구쳤다. 그러나 전쟁은 시민과 관계가 없고 더욱이 환자와는 관계가 없다는 점으로 나는 불쌍히 그녀를 접수하였다. 만성골만염으로 자궁이 하복막 좌측에 이동하여 전체 내부 생식기는 모두 유착되었었다. 수란관 수술도 2차 하였었고 난소초콜렛낭종으로 좌측을 절제하였다. 성생활도 음경이 골반에 삽입되면 그 움직임에 통증이 심하였고 나의 내진도 견디기 어려웠다. 유착에는 별로 큰 걱정없이 환자만 잘 협조하여 준다면 얼마든지 떼어낼 수 있는 나였기에 나는 쾌히 환자를 접수하였다. 두 달 사이에 만성골만염은 치료되었고 나팔관 검사에서 오른쪽은 완전히 열렸으나 좌측은 완전하지 않았다. 좌측은 난소도 없기에 임신이 가능하다고 10일 후 그를 돌아가라 했다. 오른쪽 난소의 염증도 없어졌으니 배란도 3개월의 치료로 해결될 수 있으니 집에 돌아가 약을 잡수시며 가도 된다고 하였다. 그러나 그는 떠날 생각이 없이 계속 연길에서 그 3개월의 약도 다 먹었다. 3달 후 검사를 했는데 과연 배란도 잘 회복되고 있었다.

그런데도 그녀는 계속하여 녹색주사 한 달맞고 배란약도 3

달 더 먹고 가련다고 고집을 부려 한달의 내원치료가 계속되었다. 3달 후 돌아가게 되었는데 비쩍 여위었던 몸집이 보기 좋아졌고 얼굴에는 웃음으로 홍조까지 얼마나 아름다운 미인이 되었는지 모른다. 돌아가고 얼마 안되어 임신하였는데 일본은 아이를 낳아 100일이면 대잔치를 차리는데 그 잔치에 나를 참가시키려고 그 시간에 맞게 나에게 일본여행요청서를 보내왔다. 그때만 해도 중국에서 외국에 가려면 조건와 요구가 너무나 많고 어려웠는데 경제담보도 농업은행담보였다. 너무도 상세한 계획서에는 내가 그동안 일본에 가서 한달 여행하는 전체 비용과 병원에서 한달 동안의 수입까지 계산되어 모든 비용을 내주겠다고 되어있었다.

그들에게 행복한 가정을 선물하여 준 것으로 만족을 느끼며 나는 일본땅을 디디고 싶은 생각은 오늘도 없다.

마술사의 공연

1. 자궁이 어디로 갔나?

확실히 사람이 상자안에 들어갔었는데 다시 덮개를 열고 보니 없어졌습니다. 관중은 이상해하며 살펴보는데 마술가도 의심스럽다는 듯이 여러가지 가동작으로 관중을 이끄는 사이에 숨겼던 사람이 "나 여기 있다"는 듯이 문뜩 무대에 나타납니다.

자궁은 인체에서 가장 숨바꼭질을 잘하는 요술쟁이입니다. 상해에 있는 XXX는 결혼하여 4년간 아이가 없어 상해에서의 진단과 치료가 줄곧 진행되었습니다. "자궁이 어디에 갔나?"

여러가지 검사에서 제부의 윗쪽 복부측 벽에 딱 붙어 "나 여기에 있어" 하며 의사를 놀렸습니다.

비록 기계검사로 찾긴 했어도 "별난 일이 다 있다. 자궁에 왜 복부측벽에 와서 숨어있나?" 마술사가 아닌 산부인과 의사로써는 원인도 찾지 못하고 다만 "자궁 위치의 기형"으로 진단할 수 밖에 없었고 깊숙한 질에서 흐르는 농성 백대 때문에 줄기차게 항생제가 질에 투입되고 혈관에 투입될 뿐 자궁강으로 찾아가는지 아니면 그저 신체의 큰 혈관을 통하여 유통되다가 도로 심장으로 돌아가 버리는지? 질도 그 깊은곳에 들어도 못가고 흘러나오는지? 약물은 약물대로 흘렀을 뿐 자궁은 그곳에서 끄떡하지 않고 농성백대만 제조할 뿐입니다. 왼쪽 옆구리가 심한 통증이 있어도 자궁이 유착임은 모르고… 기다리는 임신소식은 어디에 가서 어떻게 찾아야 할지?

허무한 치료시간이 2년 흘렀습니다. 도리질하는 의사에게는 방법이 없었습니다. 어머니가 데리고온 이 환자는 의사와 협조가 잘 되지 않았습니다. 서류제공도 이어 치료과정도…. 그러나 진단이 어려웠어도 참고 견디는 환자의 요술만은 좋았습니다. 환자의 부인과 내진부터 시작했습니다. 질이 너무 깊어 자궁을 찾기가 쉽지 않았습니다. 다행히 깊이깊이 내진하며 복강안을 휘저어 자궁을 찾는 나의 검사에 아주 협력을 잘 해주었습니다. 나의 손가락이 특별히 길고 환자의 복벽에 비대가 없었기에 나는 복부 좌측 측벽에 꽁꽁 달라붙어 움직일 수 없는 자궁을 찾았고 촉진에서 아파 얼굴을 찡그리거나 복벽이 수축하는 그의 체증을 느낄 수 있었습니다.

자궁의 숨바꼭질 – 어쩌면 이렇게 먼 곳에 그것도 하행결장에 실체를 감추고.. 국경절날 남편이 찾아왔다. 집에 두고 온 진단치료서류를 갖고 왔고 장모님도 병원에 계신다는 정보들 상해에서 치료를 하던 모든 경과들을 이야기하였다.

허나 이 모두가 나에게는 참고로 될 뿐, 또 자궁과 나의 숨바꼭질에서 내가 이겼음을 증명하였을 뿐이다. 나의 치료는 이미 진행되고 있었다. 상해에서 와는 판이하게 다른 항생제 치료가 아니었고 질 청리치료도 아닌 복부 중의학 자연요법-기혈평형을 위한 복부주사요법이었다.

나의 진단, 나의 치료원리에 대하여 동감이여서 였던지 그들 식구 3명은 한달치료밖에 진행되지 않았는데 이는 근근히 시작에 불과하였다. 그런데 이들은 나와 별 약속없이 "다시 오렵니다" 남편의 말 한마디만 남기고 가버렸다. 치료가 한두달에 될 일도 아닌 난제였기에 나도 더 신경을 쓸일이 없다고 생각되어 권고의 말 한마디 없이 갈라졌다.

반달이 되지 않아 딸과 어머니가 다시 찾아왔다. "공직을 최직하고 여기에 장기간 머물며 시간 제한없이 의사의 치료에 임하렵니다". 그들의 믿음에 반갑기는 했으나 나의 중책이 더 많아진 것 때문에 심정이 무겁기도 하였다.

4개월이 지나 그의 자궁은 약간의 움직임을 보였고 백대하도 더 많이 흐르게 되었고 환자의 복부, 측벽의 통증도 퍽 심하여졌다. 그러나 환자는 조금도 참지 못할 기색을 나타내지 않고 잘 참고 견디었다. 유착의 박리과정에서 나타나는 통증이었다. 이런 아픔과 함께 또 2달의 치료가 지났다.

자궁의 움직임이 더 좋아졌다. 점점 자궁이 이동하기 시작한다. 6개월의 치료끝에 그의 자궁은 골반으로까지는 하강되지 않았어도 요추 앞까지 이동하였다. 자궁과 나의 잡아당기기에 내가 이기는 편이다. 자궁과 나와의 줄다리기 시합인가? 7개월이 되어 나는 줄다리기 시합에서 승리하였다. 자궁은 골반으로 이동하였고 난소도 만질 수 있었고 골반에는 통증도 없이 월경도 이 몇 달은 시간도 양도 정상이다. 수란관 검사다. 양측이 모두 아주 잘 통한다. 난소도 난자가 나타나기 시작하고, 나는 돌아갈 것을 권유했다. 남편이 또 왔다. 아마 식구들을 데리고 가려고 왔는가 하였더니 계속 한달을 더 치료하여 전신건강도 제대로 챙기고 부인과치료도 더 공고히 하려는 것이었다. 그리고 자신도 검사를 하였는데 전립선도 음낭도 정자도 기본적으로 정상이었어도 20일간 녹색주사를 자기도 맞고 가겠다는 것이다. 철저히 두 부부의 생육준비를 위해서였다.

그들을 전송하면서 나는 깊은 사색에 잠겼다. 자궁이 무엇 때문에 이리도 괴상하게 숨바꼭질하였나? 여성 불임, 만성 여성 골반염 후유증, 많이는 내부생식기 유착으로 자궁의 위치는 하복부와 골반에서 아주 많은 위치변화, 이동성소실, 유착 범위의 광범위한 확대, 유착된 정체조직들의 (중의진단에서의 '적') 딱딱한 정도의 변화는 초음파검사가 아닌 내진검사로 이루어진다. 근 40년 동안 나의 왼손 검지, 중지는 복강경검사가 아니였어도 처음부터 치료의 종말에 이르기까지 줄곧 협력이 잘되었다. 후에 복강경이 나타났으나 나는 줄곧 나의 손에 의해 진단을 하였고 치료의 변화를 관찰할 수 있었다.

치료에서 가장 어려웠던 원인이라면 병원체의 감염으로는 마이코플라즈마로 오는 유착등이었고 장기로 말하면 대망막,

소망막의 염증으로 움직임이 좋은 생식기를 골반간 복강의 여기저기에 끌고 다니지 않았을까?

60년대 70년도에는 결핵 유착이 심하여 치료가 어렵거나 안된다고 여겼다. 하지만 이는 현대의 바이러스들에 비해 이미 난제로 제기되지는 않는다.

2. 결핵성 복막염은 불임의 원인이라고

흑룡강성 XX시병원 송XX는 산부인과의사이다. 수년 동안의 불임환자들 – 특히 결핵성 복막염을 앓은 적이 있었다면 아이를 낳을 수 없다고 치료 전 결론부터 내린 환자들이 해산하러 왔다. 수란관도 심사헤 유착이 있었고 배란도 없는 이들… 그는 하나하나 병례를 다시 조사하기 시작하였다.

길림성 연길시 방생문진부 방산옥의사의 치료를 한달 넘게 받았다고 한다. 그때로부터 그는 휴일에 계속 출근하며 40여 일의 휴가를 저축하였다. 솔직한 그는 자신의 의사생에서 결핵 후유증 불임증에 대하여 수란관을 통하게 할 수 없고 자궁내막결핵도 자궁청리가 되지 않아 포기할 수 밖에 없었으나 자신이 포기한 환자들의 해산을 통해 알고 나를 찾아오게 된 경과사를 이야기하며 자신도 이런 포기 대상이었는데 될 수 있을까를 문의한다.

"동창이니 함께 노력해봅시다" 한마디만 대답하고 치료를 시작하였는데 과연 40일내에 배아픔이 제거되었고 소화도 잘 되고 월경이 왔는데 아픔이 없이 5일에 깨끗하게 끝나고 색도 예전처럼 검지 않았다.

그녀는 돌아가 수란관 검사를 해보라 했는데 가지 않고, 연길에서 수란관 조영술을 하였는데 아주 잘 열렸다. 그녀의 기쁨에 나는 이후 이런 환자가 있으면 이런 처방으로 우선 약을 써보라고 그가 쓰던 중약처방을 마저 복사하여 드렸다.

3. 결핵이라고 아직도 결핵약을 쓰는가?

연변결핵병원 간호사의 이야기다. 시아버지와 시어머니 모두가 이 병원 의사인데 한병원의 간호사를 며느리로 삼았다. 그런데 결핵병원에서 의료인으로 일하다 보니 그에게도 결핵균이 침범하여 복막염까지 일으켜 임신하지 못할 줄은 생각밖이었다. 나의 선배 의사들인 그들은 며느리를 나에게 보냈다. 시부모가 의사임을 속이고 더욱이는 나의 2년 선배임을 알게 될까 싫었던 것이다. 나는 이에 복막결핵병으로 하복부 골반의 유착과 함께 생식계통의 광범위한 유착을 발견하였다. 치료가 비교적 순리롭게 시작되고 유착도 떨어졌다. 수란관도 잘 열렸다.

임신을 준비하라고 하니 "한 20일간 치료효과를 더 철저히 보증하렵니다" 나는 그의 제의에 동의하였다. 한달이 좀 지나 그는 이미 임신임을 알렸다. 시간을 계산하니 결핵병의사로서의 시부모는 그 사이에 결핵약을 그에게 복용시켰다. 결핵후유증에 이제 결핵약이 무슨 작용을 할 수 있으며 또 결핵약이 태아에게 얼마나 독성이 있는가 하는 수 없이 시부모들의 간섭으로 아이를 유산하고 다시 한달치료를 하는 수 밖에 없었다.

병원체들의 병을 일으킬 때 사멸이 필요하지만 사멸후의 후유증에 무엇을 죽이려고 또 항생제나 결핵약인가? 결핵병원 의사라는 것을 후에 안 이후 그들이 나의 치료에 참여할까 미리 누구도 나의 치료에 참여하지 말 것을 부탁하였고 다시는 결핵약도 쓰지 말라고 부탁했음에 이렇게 내게 물어보지 않고 참여하였기에 바라고 바라던 첫 아이를 요절시킬 수 밖에…

4. 넣을 수는 있었는데 빼낼 수 없는 피임기구

국가 계획생육 정책이 변함에 따라 둘째 그것도 아들을 낳고 싶은 심XX는 4년이 지난 피임기구를 빼려고 넣어준 병원을 다시 찾았다. 산부인과 의사가 내진에서 "자궁이 위에 가서 붙었나 이렇게 높이가 있나?" 기구를 빼려는 조작을 시작한지 퍽 시간이 걸렸다. 궁경을 찾기 힘들었고 피만 흐른다. 주임의사가 "기구를 빼내는데 무슨 시간이 이렇게 오래 걸리나?"하고 문의하며 조작실로 찾아 들어왔다. 즉시에 조작을 멈추고 지혈도 시키고 초음파도 하라고 지시했다.

지혈제 주사를 맞은 환자는 검사도 하지 않고 이튿날 동생이 늘 다니는 방생문진부를 찾았다. 내진검사에서 자궁은 복강 왼쪽에 올라가 있었고 궁경과 자궁은 일직선이 아닌 앞으로 굽혀져 있었다.

궁경과 자궁강이 30°~40°의 각을 이루었는데 어떻게 기계가 들어갈 수 있겠는가? 정상적인 각도는 겨우 10°밖에 안되는데… 그리고 자궁위치가 왜 이렇게 높은가? 나는 좀 더 상세히 자궁의 활동성을 검사하였다. 자궁은 활동성을 잃었고 복부에서 만지는 한 손은 자궁을 밀어 내릴 수 없었다. 복막염후유증이다. 늘 배가 아팠고 장에서 늘 불완전경색 증상이 있었다. 소화도 잘 되지 않고 그것이 자궁의 유착원인임을 모르고 있었다. 기구를 빼는 조작은 이런 상황에서 계속 할 수 없고 또 이런 상태에서 기구가 아니라도 임신 가능성이 없다.

나는 우선 유착을 떼어내는 치료부터 시작하였다. 서의학의 치료로는 될 수 없기에 중의학의 활혈요법으로 모든 그릇들이 한데 붙어있어 물에 불려두는 방법과 마찬가지로 복막에 피를 주입시키는 요법으로 유착을 떼어내기 시작하였다.

별로 큰 장애가 없이 2달의 치료로 그의 소화장애가 소실되었다. 자궁도 하강하고 궁경과 자궁체의 각도도 기본적으로 소실되어 기구를 빼낼 수 있었다.

순리로운 조작에 만족된 듯 환자는 검사대에서 일어나라 하니 놀라하며 하는 말이 "아직 시작도 안했는가 기다리는데….."

억지로 하는 수술 – 그렇게 쉽사리 할 수 있는 조작도 많은 피를 흘려도 성사할 수 없다. 원인은? 진단이 우선 이건만….

5. 쌍자궁에도 후천성이 있는가?

천진 처녀 결혼하지 않은 최XX는 그만 실수로 임신하였다. 인공유산을 한지 2년만에 제 2차 결혼 전임신이 되어 타고장인 XX병원에 와서 인공유산하게 되었는데 좀처럼 유산이 되지 않고 출현만 하였는데 나오는 것이 없어 유산이 다 되었나 싶어 수술을 끝마쳤다. 바로 이때 수술실이 문은 잠기었어도 사람이 있는 것 같아 문을 한참이나 두드려 들어가니 몇일전에 보았던 환자가 침대에 누워있었다. 무슨 일인가 물었더니 의사는 그때 유산했는데 계속 출혈이 와서 다시 왔는데 자궁은 여전히 크다는 것이었다. 내진하니 이미 2달이 더 되는 자궁이다. 2번이나 인공유산을 하였다는 것이 왜 태아는 여전히 자라고 있는가? 모르겠다는 의사의 대답에 나는 다시 검사하였다. 유산이 되지 않았고 태아는 계속 자라고 있었다. 환자와 상세히 문의한 결과 첫 유산은 순조로웠다 한다.

초음파 검사를 하니 환자는 쌍자궁이었고 태아는 잘 자라고 있었다. 하나의 자궁경부에 두개의 자궁체인가? 아니면 하나의 자궁경부에 자궁에 간벽이 있는건가? 임신은 순조롭게 유산되었고 간벽이 있는 쌍자궁이란 말이 없었다. 나는 처음의 진단을 믿고 10일간의 항생제와 자궁청리중약을 썼다. 간벽은 소실되었고 태아는 하나 자궁에서 자라고 있는데 출혈이 시작된다. 다시 유산수술을 하였더니 태아가 흡수되어 나오기 시작하였고 자궁은 깨끗하게 청리되었다.

임신 40일부터 시작된 유산이 나의 손에 와서 임신 60일만에 인공유산이 성공된 셈이었다. 다시 초음파검사를 하였어도 자궁은 중간벽을 가진 쌍자궁이 아니였다. 첫번째 인공유산에서 자궁강은 감염을 받아 쌍벽을 이루었을 뿐이었다. 임신은 자궁의 깨끗한 부위에서 태아가 자라고 있어 자연유산도 되지 않고 있었다.

꼭 환자의 과거사를 명확하게 조사하고 지금의 임신에 대해 좀 더 정확한 진단을 내야 했었는데 나오는 것도 없는 그저 자궁경부와 잘 통하는 부위의 가짜 불임자궁만 흡입술을 하였을 뿐이었다. 자궁에도 후천성 쌍자궁이 있는가? 아니다! 이는 가짜 후천선자궁이지 진짜 쌍자궁이 아니여서 10일 치료에 자궁염증으로 생긴 가짜 쌍자궁은 청리할 수 있었던 것이다.

이런 현상은 보기 드문 것이 아니다. 아래의 병례를 참고하여 보기로 하자.

천진에 있는 리XX는 결혼 2년이 넘어서야 첫 애를 임신하게 되었다. 기쁨과 함께 태아의 안정도 잘하였건만 임신 45일이 되어 검은색의 피가 작은량으로 보였다. 선보유산현상이라고 생각되어 급히 천진시 산부인과병원에 갔는데 그 즉시로 입원시키고 안정시켰으나 점점 출혈이 많아지기 시작하여 다시 검사들이 시작되었는데 "쌍자궁"임신이었다. 인공유산 막대기를 가장 가는 것으로 찔러 보았는데 들어가지 않았고 막대기를 빼지 않고 초음파를 하였더니 임신된 자궁이 아니었다.

유산하기 위하여 자궁을 가르고 수술할 수밖에 없었다. 환자는 강력히 자궁에 칼대는 것을 반대하여 하는 수 없이 북경 산부인과의원으로 옮겼다. 여전히 동일한 진단치료법이다.

다행히 병원에 온 한 환자가 불임환자였으니 또 이미 수술 경력이 있어 염증이 있었을 것 같으니 연변에 가서 치료부터 하면서 지금의 임신을 자연유산 시키라고 하였다. 면목도 모르는 문의 권고지만 자궁만은 살리고 싶은 그들 부부는 부랴부랴 연길로 떠났다.

나는 환자의 출혈이 심해질까 조심하며 검사를 하였는데 태아는 이미 죽었고 약간의 출혈이 있었다. 검사과정을 남편과 함께 관찰하면서 이미 감염을 받은 자궁이어서 먼저 10일간의 중의요법으로 치료를 한 후 다시 태아를 처리하기로 하였다.

그런데 이상하게도 10일만에 다시 초음파 검사를 하니 자궁 간벽이 1/3정도로 파열되었는지 흡수되었는지 없어졌다. 마치

불완전성 간벽인양.

나는 계속 나의 녹색중약치료를 10일 더 하며 엄밀한 관찰을 하였다. 또 20일이 지났다. 간벽은 완전히 소실되었고 출혈도 멎었다.

완전히 정상적인 하나의 자궁이다. 순조롭게 유산도 하였다. 나는 한달동안 환자에게 골반에도 염증이 있어 좀 더 철저히 깨끗하게 염증들을 청리하라고 권고하였더니 두 부부는 쾌히 승낙하였다.

한달 후 이들은 유쾌히 돌아갔고 3달 후부터 관계를 하라는 나의 분부도 잘지켰는바 5달이 되었을 때 그들은 임신소식을 전해왔고 그 후 연년생 아들을 낳았다고 전하여 왔다.

그의 성공적 치료를 그의 언니는 한국에서 만성골반염으로 수란관이 막혀 두차례의 개통수술을 하였어도 실패하였고 인공수정을 두차례의 수술을 받았어도 여전히 실패하여 이미 임신을 포기하였으나 그의 권고에 찾아왔는데 역시 기혈평형, 활혈요법의 녹색중의치료에 성공하여 아들딸을 보게 되었다.

수란관이 폐쇄되었다면 비록 기계검사등에서 자궁강에 특별한 이상이 없어도 감염되었음을 잊지 말아야 하지 그저 초음파검사에서 자궁이 별일 없다고 12차씩이나 인공수정으로 여성을 망치는 이런 산부인과 진단 치료는 너무나 시야가 좁은 것이 아닌가?

그리고 자궁은 염증상태에서는 매우 "요술"을 잘 피운다는 것을 명심하고 검사가 세밀하고 생각도 좀 더 넓혔어도 관찰에서 이런 엉뚱한 자궁의 쌍자궁인척하는 연기에 속지 않을 수 있으련만.

마이코플라즈마와 인체와의 전쟁

60년대 중국인민의 총애를 받던 주총리께서는 세계에 중국에는 성병이 없다고 공보하셨다. 그때만 하여도 중국을 제외한 세계에서 가장 발달하였다고 하는 자본주의 국가(당연히 한국을 포함하여)에서는 많은 성병들이 유행하고 있었다. 그러나 등소평 주석께서 중국의 개방을 제기한 후 80년대 초 아직 일만군중들의 외국 출입은 시작되지 않았으나 고급간부들부터 외국출입은 이미 시작되고 있었다. 이런 출입으로 성병은 그들에게 전파가 시작되어 북경의 여러 병원들에서 종종 볼 수 있었다. 하는 수 없이 국가 위생부에 그 보도를 제기하였으나 아직 공개하지 말라는 지시에 내부적인 치료가 있었을 뿐 통보는 하지 못하고 있었다. 그러나 점점 그 전파가 널리 퍼지게 되었으나 중국에는 아직 이면의 인재들이 없었다. 그래서 "혼인 전 학습반"이라는 이름으로 한달동안 중점 인재양성이 시작되었다. 그 당시 나는 길림성을 대표하여 이 학습반에 참가하여 대학시절에 배우지 못한 많은 성병들을 학습하게 되었다. 그러나 중점교사로써의 XXX교수는 강의를 소홀히 하여 학생들의 불만을 자아냈다. 위생부에 여러 차례 의견을 제출하여서야 그가 다시 강의하게 되었는데 우리는 중국 성병전파형세가 그렇게 엄중함을 처음으로 알게 되었고 학생들의 열정적인 지지하게 XXX교수께서는 우리와 함께 이 병들의 치료와 예방을 할 결심을 다졌고 그도 우리들의 협력에 감동하여 몇 년동안 자기가 직접 수집한 자료들로 하나하나의 사진을 만들어 둔 것을 공개하게 되었다. 그때 교수님께서는 이미 외국에서 대량으로 전파되고 있는 마이코플라즈마에 대하여 언급하게 되었다.

길림성의 보급을 책임지고 학습에 참가한 나였기에 나는 그 자료도 하나가 아닌 5개를 구해 성, 주, 시에 넘겨주었고 나의 강의자료에서 중점으로 삼았다.

그때의 인상이 있었기에 나는 89년 개인의원을 건립한 이래 매우 많은 마이코플라즈마의 연구를 계속 하게 되었고 "치료가 되지 않는다"는 그 근원을 찾게 되었고 아주 본격적으로 이 병원체에 대한 진단 치료를 돌파할 수 있었다.

생식기는 인간에게 있어서 의,식,주보다 더 중요한 사랑의 유대이고 사랑의 유대가 있어 행복한 짝짓기를 할 수 있고 인간의 번식을 넓히고 지구를 지켜 나갈 수 있다.

그러나 이 유대가 인간의 번식을 위하고 인간의 행복을 위하기는 커녕 인간을 멸하는데 앞장서 이용되고 있다. "네가 번식하냐 내가 번식하냐" "넌 그저 나의 숙주일 뿐이다" 마이코플라즈마는 인간 몰래 소리 없이 자취 없이 종적을 남기지 않으며 "침략"한다. 묘하게도 팔, 다리도 아닌 인간의 가장 신성한 남, 여의 성지로 보이지도 않는 병원체에 인간은 점점 허물어지고 있다. 성의행복도 누리지 못하고 후에 번식도 못하며 그 작은 병원체가 마련한 도마 위에서 여지없는 심한 장애로 되고 있다.

XXX여성 법정에서 "나의 정조를 되찾겠다"고 남편을 고소한다. 40살이 넘는 이 여성은 처녀였는데 한 남성이 청혼을 하는데 이 여성을 매혹시켰다. 그녀는 그의 청혼에 대답하고 결혼하였는데 2년사이에 그녀는 하복부 골반이 몹시 불편하여 병원을 찾았다. 부인과에서는 마이코플라즈마로 오는 골반염이라 하였다. 마이코플라즈마가 무엇인가 물었더니 남편과의 성 생활에서 성병균의 감염을 받았다 한다. 그 말에 분노한 그녀는 처녀로 편안히 건강하게 살아온 자신이 결혼으로 성병에 걸린 것이 분하여 남자를 법정에 기소한 것이다. 중앙TV를 시청하던 나는 이 기사를 보고 남편이 아닌 마이코플라즈마가 또 한 여성의 건강을 해쳤다는 사실 때문에 80년대 성병의 주범 마이코플라즈마가 불쌍한 무고한 백성들을 해치고 있다고 생각했다. 마이코플라즈마가 여성은 만성골반염으로 남성은 만성 전립선염과 그 합병증으로 인체에 많은 방공호를 형성하며 성건강을 해치고 사랑을 납치하고 인류를 파멸시키려 한다.

예 : 한 미술교수의 호소를 들어 봅시다.

애는 둘을 낳았으나 산후 심한 골반염으로 교단에 오르지 못하고 장기 휴학을 하였고 심한 고통은 참을수 없을 정도고 성을 잃은지도 20년이 됩니다. 질은 고름을 담은 노란색 호수로 되었고 수없는 항생제도 이 고름을 지워버릴수 없었습니다. 미국에서 검사를 받고 궁경암 1기라고 자궁절제수술을 받게 되었습니다. 수술을 하는도중 가족이 들어오라는 부름에 남편이 혼을 잃고 수술실에 들어갔고 복강을 들여다 보는 순간 이미 암이 전체 골반과 복강에 전의된것으로 여기고 겨우 떠는 손을 진정하고 싸인하고 수술실을 나왔습니다. 자궁은 물론 난소도 청리수술에 잘려버렸고 호르몬제 구복으로 성을 잃고 직업을 잃고 가발을 쓰고 화장으로 살아야했습니다. 수술후 병리검사에서 궁경암1도, 전의가 없었고 만성골반염후유증이였습니다. 20년후 방생을 찾아왔을때 검사에서 질상부 수술봉합위치에서는 진한 황색고름이 고여있고 두툼한 흰색 힘줄만을 남겼습니다. 고름에서는 마이코플라스마를 발견했고 내약성으로 그 어떤 항균소로도 치료할수 없었습니다. 마이코플라스마는 위장을 잘하는 병원체입니다. 임질균은 인체에 침입하면 발악적으로 짝짓고 일시에 고름이 줄줄 흘러내리며 요도구, 외음부,질은 심한 동통을 호소하기에 만성질병을 일으킬 사이 없으니항균소의 내약성도 생길 사이가 없이 쉽게 사멸되어 후유증을 남기지 않습니다. 때문에 만성 전림선염, 만성 골반염 환자들의 전립선액, 자궁분비물에서는 임질을 발견할수가 없습니다. 그러나 "총명한" 마이코플라스마는 살금살금 인간의 감각을 피해가며 깊이깊이 숨어들어갑니다. 생식기가 병듭니다. 부고환에서는 정자대도살.고환에서는 남성호르몬 분비가 소실되고 정자들 산생이 정지됩니다. 남성은 고환,전립선액분비가 정지되여 궁궐의 내시가 되고….. 비뇨기계통은 빈뇨 요저류 혼탁된뇨,악취.요독증을 호소합니다, 골반장기들 합병증, 전립선, 대장, 골반벽…에 수쇠, 족쇠를 꽁꽁 잠가놓으며 신체각부위에 자기 활부대를 펼칩니다. 얼굴은 쥐의 활동부대인지 쥐의 배설장소인지 어지럽고 거칠고 어둡게 변하고 유선은 작은 알맹이들로 칼날을 기다리며....

비록 미국 현대의학의 치료에 그는 골반에 위치한 내부 생식기들을 철저히 청리한다. 자궁이며 수란관이며 난소까지.. 자궁경부암으로부터 내부 생식기에까지 전파될까 철저한 치료를 하였다.

하지만 그녀의 교수생활은 강의할 수 있도록 서있을 수 없다. 사업을 잃고 퇴직한 것도 억울하지만 성을 잃고 폐허가 된 그녀 얼굴은 40이 아니라 60으로 머리는 거의 빠져버리고 남은 머리카락마저 노랗고 희고 가늘고…

하도 한국 미용기술이 발달하여 좋은 가발을 만들어 쓰고 화장품도 세계에서 공인할 정도로 좋아 화장으로 40세를 빛내고 있지만 의사인 나는 속일 수 없었다. 아침 일찍 겨울에 보기 드문 찰옥수수를 삶아 호텔에 찾아가 화장하기 전 얼굴을 볼 수 있었고 수차의 전신안마에서 가발이 벗어지는 기회에 진면모를 관찰할 수 있었다. 그러나 그녀는 "여성도 모르는 여성의 몸"이라는 미국 책을 보면서 그 약이면 언젠가는 여성호르몬이 보충되어 정상여성으로 변하기를 기다리고 있었다.

그러나 현대의학은 마이코플라즈마마저 사멸하지 못한 채로 그녀의 골반에 많은 장기들과 골반벽에 계속 침투되고 있었고 질에 침범은 서서 강의조차 할 수 없었고 성을 잃은 지도 이젠 거의 10년. 수술후 4년동안 여전하였으며 전신무력, 빈뇨, 요통, 배뇨무력, 설사… 조차 해결 못하였다.

비록 나의 치료를 거쳐 마이코플라즈마는 사멸되었고 질의 건강, 골반벽의 건강은 회복하여 다시 강의할 수 있고 새롭게 성을 즐길 수 있었어도 칼에 날려보낸 조직들 특히 난소를 다시 의식할 수 없는 그녀…. 마이코플라즈마의 침범으로 그녀와 같이 폐허가 된 사람들 또 얼마인가?

나는 또 이런 대비를 하여 보았다. 우선 마이코플라즈마로 인한 발병년대를 비교한다면 한국은 60년대쯤 일것이고 중국은 80년도 후반기에서 20년 이상의 시간이 걸렸을 것이고

둘째. 많은 항생제치료들로 잠시 혹은 영구적인 사멸은 하

였을 것이고.

셋째 비록 사멸했다 했어도 사멸 전 치료가 잘 되지 않아 많은 생식기, 비뇨기, 골반계통의 후유증을 남겼을 것이고.

넷째 전립선 선관들이 유착이 많아 전립선액 분비작용을 잃었기에 그 회복 – 선관유착을 떼어내는 엄청난 치료기한이 수요될 것이고 수정관도 완전 폐쇄로 무정자증상을 보일 것이고.

다섯째 음낭에 많은 만성증후군, 낭종들을 남겨 정액 정자 회복에 어려움을 남길것이고.

여섯째 방광벽, 요도관, 정낭관이 비대되어 수축, 이완기능에 심한 장애를 남겼고 통증도 심할 것이고.

일곱째 만성 후유증을 남긴 부위 조직들이 항문을 포함하여 괄약근들의 이완으로 방광의 영구한 아픔, 조설, 골만통, 항문 개대로 인한 하복부 골반, 하지통증, 무력을 보이게 된다.

중국에서의 감염은 80년대 후기여서 나의 진료기간에 그 후유증은 한국에 비해 훨씬 짧은 것으로 예상된다.

때문에 치료에서 부딪히는 난제는 훨씬 심하지 않기에 아무리 치료기간이 오래 걸린다 하여도 남성은 2달 더 길어도 3달을 넘기지 않는다. 여성들의 진단에서 볼 수 있는바 한국에서 XXX(이 글에서 제기하는 예제) 와 같이 심한 여성은 거의 소수이고 남성들처럼 각 조직의 유착이 많고 또 아주 밀착된 유착이여서 치료의 어려움도 심하다. 한국에서 온 환자의 거의 다수가 전립선액을 채취하기가 힘들었는바 대부분이 한달이상 좀 심한 환자는 3달 전후로 걸렸고 소수의 환자들은 반년정도의 시간을 걸쳐야 전립선액을 채취할 수 있었다.

성생활에서 용기를 잃고 남성을 포기하고 심지어 생명마저 포기하려 하는 우울증환자들의 선명한 대조는 너무나 젊은이들에게 공평하지 못한 일생 출로의 선택이 아니다.

병원체들의 변이, 짝짓기를 막아나서야 합니다. 현대의학에 5천년 경험으로 발견, 발전하여온 자연과학을 접목시켜야 합니다. 이 길만이 병원체들의 짝짓기를 막을 수 있습니다.

병을 키워 칼질할 준비를 하지 말고 연구의 방향을 원체로 돌려 살리는 목표로 전의시켜 봅시다. 자연으로의 귀환은 자연요법으로 얻어지며 혈액평형은 인체의 수요이며 병원체들을 몰아내고 그들의 짝짓기를 막아내는 훌륭한 방법입니다.

성은 영원히 아름답고 건강해야 일생이 행복합니다.

나는 사람들에게 충고한다. 단 한 번이라도 마이코플라즈마 감염 진단을 받은 적이 있었다면 우선

1. 마이코플라즈마가 아직도 신체의 어느 곳에 방공호를 만들고 있는지?
2. 비록 마이코플라즈마는 사멸되었어도 파괴된 조직, 칼을 대기전에 자연요법으로 다시 재생시킬 수 있는가?

이 두가지 해결을 위하여 필요한 검사들을 다시 한번 해보았으면⋯ 외과, 산부인과가 아닌 중의과가 그들을 제때에 구하여야 한다.

믿음과 합작은 그녀를 여성으로

한 식당여사장 이야기 입니다. 28세 아이가 없어 중국 연변에서 이 식당에 가니 일하게 된 50세 넘는 한 여성은 사장님

이 아이가 없어 도처에 다니며 치료하는 것을 눈여겨 보며 동정이 갔습니다. 이민으로 사장님의 눈치를 보며 일하는 신세에 사장님을 연길로 가시라하기에는 너무 체면을 잃은 것 같아 몇 번 말하려 하다 그만 두고 하였다. 이 집 주방에서 일한 지도 이미 만 2년이 되는데 그래도 권고해 보는 것 쯤이야. 그 여성은 결심을 내리고 그녀에게 나를 소개하였다. 들었는지 말았는지 그녀는 "우습게 여겨서"인지 대답도 없었다. 미국행을 준비하게 되자 연변 동포는 그 먼곳으로 가보라고 하려 말고 먼저 연변에 가보시라고 또 졸라댔다. 만약 치료를 하지 않더라도 백두산 구경이라도 하고 오십시오… 그의 말에 대답이 없던 그녀는 백두산 구경길에 들려보겠다고 대답하고 연길행을 떠났다. 그의 진단서와 수란관 검사사진, 수 차의 인공수정 실패… 마이코플라즈마 양성, 몇 차례 반복적으로 음성, 양성이었다. 병력서를 하나 하나 보는 과정에 나는 어느 정도의 자신감이 있었다. 수란관이 폐쇄되었고 자궁은 아미 쓰레기 궁으로 변하였구나.

나는 중의학 녹색주사요법과 자궁 청리(조직의 안좋은 물질을 배출하고 깨끗하게 하는 것)를 시작하였다. 모두 중의학의 치료법인데 한 달동안 집중치료 후 수란관은 한 쪽이 완전히 열리고 한 쪽은 채 통하지 못하여 또 한달 치료를 걸쳐 수란관 조영술로 확인하니 완전히 열린 것으로 나왔다. 허나 매 차의 자궁경부를 거쳐 자궁내에 조작들은 꼭 다 한번이라도 후유증을 남기기에 나는 10일간의 치료를 더 하도록 한다. 이미 주사에 3일치가 있기에 그것을 맞은 다음 계속 7일을 더 맞으라고 하였는데 그녀는 나 몰래 3일 주사마저 물리고 인사없이 가버렸다. 나는 병력서에 "수란관 검사 후 10일 치료를 하지 않고 가버렸음"이라고 밝혔다. 그가 이제 자연 임신, 출산을 할 수 있는가 못하는가 하는 것도 이와 관련 되기 때문에 나의 의술 원인은 아니다라는 것을 증명하기 위하여. 과연 2년이 지나 그녀가 다시 찾아왔다. 먼저 병력을 확인하려고 물으니 온 적이 없다기에 나는 치료를 거부하였다.

이사와 합작이 되지 않고 신임이 없다면 이제 또 어떻게 의사의 조언을 듣지 않아 이런 현상이 나타나겠는지? 3일이 지난 후 "왔었는데 언제 왔었는지 날짜를 모르겠다"기에 "여관을 찾아보라" "남편에게 물어보라" "식당 동료들께 물어보라"고 하면서 4일이 되는 날 날짜를 알려주었다.(지난번 내원한 날짜를 알아야 치료기록을 찾을 수 있다) 하여 나는 치료기록을 훑어보고 그에게 상세한 설명을 하여 주었고 한달 동안의 치료를 거치면 해결 될 수 있고 이번엔 수란관검사도 하지 말라. 하면 또 10일 치료를 해야 하며 2년 전 완치되었던 수란관이기에 한달이면 능히 건강을 회복한다고 상세히 설명하여 주었다. 마이코플라즈마는 치료과정의 청리로 완전히 음성으로 전환되어 이번의 검사에서는 나타나지 않았다. "의사와 환자 지간의 신임. 합작은 다시 그녀를 건강한 여성으로 회복시킬 수 있었다.

반드시 인공수정이 필요한 여성

예1. 나팔관이상 - 너무 길어서
나팔관이 막혀 4차 인공수정에 실패한 여성. 치료결과 그의 불임은 단순 나팔관이 막힌 것이 아니었다. 그는 골반염으로 자궁내막이 제대로 자라지 못하고 불균형적이었다. 골반염의 청리 치료에 자궁 내막이 깨끗해지니 나팔관 조영검사를 하였다. 놀라운 일이 발견되었다. 그의 나팔관은 기형적으로 특별히 길었다. 하지만 이를 모르고 있는 그녀는 첫 임신에 자궁의 임신파열로 수혈까지 받으며 항생제치료를 한달 넘게 받았다. 그 후 불임으로 나팔관이 유착되었다고 공기주입술(자궁 각부 각부터 공기를 주입하는 방법), 약주입술(자궁 각부로부터 항생제, 약물을 주입하는 방법)로 수차례 막힌 나팔관을 열려고 했으나 모두 실패하였다. 그 후 2차의 인공수정을 받았으나 여전히 성공하지 못하였다.

골반염 중의학에서의 청리요법으로 치료가 잘 되어 자궁내막은 균일하게 자라고 월경도 붉은 색깔로 5일이면 깨끗이 끝났다. 나팔관 조영 검사를 하였더니 나팔관이 이상하게 특별히 길었다.

수정란이 나팔관을 통과하여 자궁에까지 도달하는 과정에서 수정란이 너무 크게 발육하면 자궁에 도달하는 시간이 지연되며 나팔관이 파열되게 된다. 그의 골반염 치료결과 나팔관이 통하였고 조영검사에서 그 길이의 이상(너무 길었다)을 발견할 수 있어 다시는 정상 임신할 수 없음을 발견하였다. 그러나 자궁의 청리가 잘되었고 난포가 잘 자라 난포를 키워서 인공수정을 할 필요가 없이 월경주기에 따라 난포가 자연 생장되기를 기다려 인공수정을 할 수 있게 되었다. 또 수차례의 인공수정으로 아들과 딸을 가진 행복한 여성으로 되었다.

예2. 수란관이 장경색 수술에 잘린 줄도 모르고

불임 2년 난관검사에서 양측 수란관이 팽대부까지 열리고 그 뒤부분은 열리지 않았다. 수란관 수술을 받으려고 개복하였으나 수란관의 뒷부분을 발견하지 못하였다. 선천적 기형인가 아니면 후천적 기형인가 그의 기록을 찾아보았다.

12살에 결핵성 복막염 후유증으로 장경색이 왔었다. 급히 장경색 수술을 하였는데 그때의 수술 경과에 대해서는 부모들도 확실히 모르고 있었다. 다만 결핵으로 장경색이 있었는데 생명이 위험하여 일부 장과 대망막을 절제하였을 뿐이라고 한다. 그 때 수술에 유착된 수란관도 잘려 나간건 아닌지?

하지만 인공수정을 하려해도 자궁내막은 이미 결핵성 자궁내막으로 만성 결핵의 변화가 있었다. 어렵게 3개월의 자궁내막 청리를 하여서야 정상 자궁내막의 주기성 변화를 볼 수 있었고 인공수정으로 딸을 낳게 되었다.

예3. 길이 너무 좁아 수정란이 통과할 수 없었습니다

결혼 전 2년 정상 성생활이 있었다. 임신이 안되니 오히려 결혼 전이었기에 다행으로 생각했었다. 결혼하려고 쌍방이 결혼 전 검사를 하게 되었는데 여성은 양측 초콜릿낭종이 발견되었다. 수술을 받아야 했는데 장래를 위하여 작은 난소지만 남기는 수술을 진행하였다. 수술이 끝난 후 그녀는 그 작은 난소를 보호하기 위하여 중의학의 기혈평형 치료를 받게 되었는데 난소가 다소 자랐었다.

여성이 수술하게 되자 남자 부모들은 수술하러 떠나는 그녀를 배웅하지도 않고 강압적으로 아들을 끌고 집으로 갔다. 수술 후 그녀는 계속 찾아오는 남성을 회피하려고 한국에 갔다. 한국에서 결혼하였는데 난자도 난자배란촉진제 사용으로 잘 발육했으나 임신되지 않아 양측 수란관 검사를 하였더니 특별히 가늘다고 한다. 사진도 보내왔고 한국 병원의 진단을 보내왔으나 자연임신은 불가능하여 인공수정을 할 수 밖에 없었다.

인공수정 염증이 심한 상태에서 자궁강에 착상할 수 없을 정도로 자궁내막염이 있음에도 불구하고 인공수정을 1,2차씩 하지 말고 인공수정을 해야 할 조건이 되는지 안되는지를 잘 알고 결정하였으면 그 성공률이 높으련만.

나팔관이 유착될 정도로 염증이 있었다면 그 자궁은 깨끗할까요? 자궁의 청리부터 한 후 인공수정도 한다면 실패률도 낮으련만… 한국에서 수란관이 폐쇄되었다 하여 인공수정을 하였어도 성공못한 환자들이 자궁청리 치료에 난관마저 열리는 현상은 드문 일이 아니다. 여성의 건강도 찾고 애도 자연임신으로 자연분만하게 된다면 얼마나 여성들의 건강에 좋을까? 위에서 제기한 예제는 비록 아주 희소하지만 없는 것은 아니고 또 반드시 내부생식기 기혈평형, 활혈요법 후에야 확진 할 수 있어 우선 자연요법이 필요하고 그 후 수란관검사를 하여 확진하여야 합니다.

수란관이《날 놓아 달라》고 외칩니다.

한 환자의 수란관 안타깝게 외칩니다.《날 놓아 달라》고.
원발성불임환자 황**는 자궁, 수란관 조영검사를 4차나 받았는데 정상이였고 산부인과 검사도 별일없어《자연임신이 별

문제가없으니 기다리라》고 하였습니다. 8년이 지났으나 영영 무소식이었습니다. 하여 그녀는 나를 찾게되었습니다 나의 검사에서는 우측 부건염후유증이 발견되어 치료후 임신하였습니다. 금년초봄에 나는 또 한 환자를 접수하였다. 원발성불임 11년만에 두 부부는 하는 수 없이 《궁합이 맞지 않으니 갈라져라》는부모들의 핍박에 의하여 끝내 《가짜이혼》을 하였습니다. 《이혼》후 여성은 나를 찾아 왔다. 《임신이 전혀 가능성이 없는지 검사하려 왔습니다》그의 부탁에 내진으로부터의 검사가 시작되었습니다. 자궁은 후위였고 이동성이 없었습니다. 자궁유착이 있는 것을 보면 수란관도 유착되었다고 추리할 수 있었기에 통하고 통하지 않고를 자궁, 수란관조영검사로 확인할 필요가 없었습니다. 이미 수란관 외각과 자궁, 후골반벽과의 유착은 수란관의 이동성에 언녕 영향을 주어 난자를 받으러 갈수도 없고 수란관 팽대부로 이동시킬수 없을것이니 수란관은 안타깝기만 하지요. 《날 좀 놓아준다면 난자 찾아가렴만》. 비록 환자는 전면 검사를 원하였어도 나는 더 검사를 하지 않고 수란관유착치료에 우선 신경을 모았습니다. 유착치료는 별어려움이 없이 녹색치료에 자궁의 움직임과 함께 회복되었습니다. 처녀때 실수로 류산한적이 있었는데 그때 남겨놓은 후유증인가 봅니다. 아뭏든 자궁과 함께 골반후벽유착이였으니 월경전이면 엉덩이도 아팠으련만 신체건강에는 큰 지장이 없었으니 자신도 별로 중시하지 못한 모양이였습니다.

나는 환자에게 이런 이야기를 들려주었습니다. 《난소친구는 달마다 잘 성숙된 난자를 선사하겠다고 정자를 찾아수란관친구한테 전하였지만 번번히 수란관은 이런 회답만 전하여왔습니다. 《미안하다. 골반벽에 붙어있으니 갈수가 있어야지. 나탓은 아니야. 나는 움직일수만 있다면 즉시 너를 찾아 난자를 받아올수있는데… 미안해! 친구!》 난자는 정자처럼 헤염칠수도 기여다닐수도 없어 늘 수란관말단 난관채가 난소의 분비작용으로 《성숙된 난포 터지려 한다》는 신호를 받고는 미리 난소를 에워싸고 난포가 터져나오기를 기다렸다가 터지기만 하면 받아서 수란관의 율동으로 수란관도관을 거쳐 정자와 만나고 수정을 한 후 수정란은 자궁으로 이동하여 자궁내막에 착상하게 되나 움직일수 없는 수란관 그 도관이 잘 통한들 무슨 작용이 있겠습니까? 여성의 치료를 지켜보고있던 남편은 부모의 권고도 아랑곳하지 않고 아예 잠자리마저 그녀한테로 옮겨왔습니다. 40일치료가 끝나 3달도 되기전에 임신소식을 접한 부모님들 큰상차려 《새며느리》처럼 그녀를 맞아주었습니다.

안타까운 11년. 40세가 눈앞인데 기다리면 언제까지 더 기다려야하는가? 기쁨과 함께 나는 안도의 숨을 쉴수있었습니다.

여성월경

1. 월경이 올 연령이라면 사전에 건강검진을 하였으면

어느 하루 식당에서 나는 손녀와 한 반인 애 어머니를 만났다. 퍽 기뻐하시며 자리를 내쪽으로 옮겨 앉았다. 말을 하다보니 자연히 우리 손녀는 월경이 있는가 묻게 되자 나는 "진작 왔습니다. 11살에 학교에서 돌아온 손녀는 기뻐하며 신을 벗으며 나에게 말하였습니다. 나도 월경이 왔습니다" "중학교 2

학년이 되어 거의 절반이 더 되는 애들이 월경이 왔는데 왜 난 안오는가 하였더니 11살넘기지 않고 왔네요". 나는 손녀의 말을 하며 계속 말을 이었다. "지금의 애들은 우리 때보다 더 빨리 월경이 오는데 9살부터 11살 늦어도 13살이면 나오는 것 같습니다". 나의 말에 상대방은 우리 애도 11살인데 아직 오지 않았습니다. 어린 나이에 잘 처리할 줄도 모르는데 늦어 오는 것은 좋은 일인 것 같습니다". "월경이 있는 애들은 월경이 오기 전 1~2일 전부터 배가 몹시 아파 학교에 갔다 가도 도로 집으로 가거나 학교 보건실에 달려가 진통제를 맞는 답니다. 어떤 애들은 너무 심하여 2~3일 학교에도 오지 못합니다". 나는 그 애를 한번 보기로 약속했다. "월경이 오기 전 아픔은 골반에 염증이 있어 작은 유착이라도 남기면 이런 현상이 있기에 초기에 검사하고 유착을 제거하는 것으로 아픔도 없게 하여야 합니다." "어린 나이에 지금부터 생식기, 자궁, 유착이 골반에 있게 되면 점점 더 할 터인데 그러나 이후 발육에까지 크게 영향을 미치게 되면 시집가서 애도 없고 성생활도 할 수 없으면 그때는 큰 병이지요". 나의 말에 그 학부모는 크게 놀라며 "그런 애들이 많다고 합니다. 우리 애는 월경이 없어 아픔을 몰라 오히려 좋아합니다". "월경 때문에 허리 배가 아프겠지만 월경이 와야 합니다. 오지 않아도 또 병이 온 것은 아니겠는지 검사하여 보고 없으면 13살까지 기다려도 별 문제가 아닙니다". 우선 검사부터 하고 안심해야지요". 그 애 어머니는 일요일 애를 데리고 왔는데 항문검사를 하니 자궁은 이미 요추 4,5번 앞에 유착되었다. 난소도 함께 유착되면서 난소 기능이 늦어지는건지? 아니면 난소 기능이 여성호르몬의 분비가 제대로 되지 못한 것인지? 아무튼 이미 내부 생식기 염증이 있었고 골반에 확산되기 시작한 것이다.

나는 20첩의 중약을 먹이라고 하였는데 과연 치료과정에 백대도 맑아지기 시작하였고(내부 생식기 염증분비물들과 쓰레기들이 청리되고 있는 과정이었다) 약을 다 먹은 후의 검사에서 자궁은 이동성을 회복하였고 7일이 지나 첫 월경이 오게 되었다.

사춘기에 진입할 때 어린이들의 발육이 지연된다면 혹은 이 아이처럼 이미 사춘기가 될 때라면 애들을 한번 검사하는 것이 필요할 것 같다. 제대로 되는 발육을 기대하고 또 월경이 왔어도 아프지 말거나 피의 색도 붉게 고와야 합니다.

2. 소화장애로 목숨마저 잃을 뻔

12살이 되었는데 아직 월경은 없었다. 밥을 전혀 먹지 못하여 1년 사이에 빼쪽 여위었다. 밥 한술 먹으면 한 공기씩 토하며 메스껍고 위가 아프고… 어린아이여서 아픔을 잘 형용 할 줄도 모른다.

4차나 위내시경, 대장내시경 검사를 했어도 원인은 여전히 찾지 못하고 계속 영양제 주사로 나날을 보냈다. 이에 휴학을 한지도 한 학기가 다 지나고 지금 두번째 학기를 계속 휴학하고 있으나 언제 학교로 다시 가게 되는지 앞이 캄캄하다.

매일 말라만 가는 이런 딸아이를 보살피는 어머니는 한숨만 쉴 뿐 여러면으로 어디가면 병 진단이 잘되고 아이를 살릴 수 있을까? 물어도 명확한 답변이 없다. 12살이면 아직 성인은 아니기에 북경아동병원에 가보라 하여 여러모로 검진을 하였어도 여전히 위에는 문제가 없다고 "위장신경장애"진단을 받고 돌아왔다. 계속 영양제 주사 요법으로 하루하루를 보내던 중 어디에 가볼까 물어보는 중이었다.

주사실에서 몇일 같이 주사를 맞으며 그 애를 관찰하던 한 환자도 긴 한숨을 내쉰다. 4년 동안 불임으로 원인을 찾지 못하고 많은 전문가들을 찾아다녔어도 여성은 문제가 없다하나 남성도 정상이라는데 기다릴 수 밖에 없었던 그녀. 사람들의 소개로 큰 병원이 아닌 방산옥을 찾았다.

내부 생식기 유착으로 허리도 아프고 소화장애가 있었고 배가 퍽하면 바람이 차는 등.. 소화계통 장애도 있었겠는지? 유착을 진단하지 못하였다니. 이렇게 되어 그녀는 나의 진단에 근거하여 자궁 유착을 치료하니 두 달사이에 밥도 잘먹고 자궁도 박리되어 그 후 인차 임신하였단다. 그러니 애들이 무슨 골반유착이 있겠는가?

그녀는 반신반의하며 혼자말을 하는데 애 어머니는 그의 말에 귀를 기울였다. 물에 빠진 사람이 지푸라기라도 잡는 심정…

주소와 이름을 확실히 물어보고 그녀는 어린아이를 데리고 그 즉시에 나를 찾아왔다.

나는 항문검사를 하려고 손가락을 항문에 삽입하였다. 2cm도 들어가지 못하고 아이는 통증으로 쇼크가 올 지경이었다. 자궁은 통증이 심하여 자세히 만질수도 없었고 골반적액은 이미 골반장기들의 하강으로 다시 회음부를 질방향으로 약간 들어 올리려니 아이는 참을 수 없는 통증으로 얼굴이 새파랗게 질린다. 나는 더 자세한 검사를 하지 못하고 초음파를 하여 보았다. 골반 적액은 40cm에 달하였다. 성인 여성들의 심한 골반염은 적액이 여지껏 30cm를 초과하는 것을 보지 못하였다. 그들은 대부분이 만성유착들이었다.

나는 다행히 골반염은 심하여도 심한 내부 유착은 아직 없는가? 나는 한걸음 한걸음 치료하며 보기로 결정하고 아이에게 20일간의 녹색골반주사를 놓았다. 중약을 복용을 함께 하면 효과는 더 좋으련만 너무 매스꺼워하고 토하여 오직 20일간 주사만 놓았다.

그러자 활혈, 청리 녹색주사에 아니는 이미 밥을 먹을 수 있었고 체중도 1kg 올랐다. 주사를 정지하고 구복중약을 먹이기 시작하였는데 개학한지 7일이라 애는 학교에 다니고 있었고 다시 약을 받으러 온 아이 얼굴은 살이 오르기 시작하여 원래의 모양을 찾기 어려웠다.

아이는 달려와 나를 꼭 껴안았다. "선생님 내가 학교에 다닙니다" 그의 눈에서는 눈물이 흘렀고 나와 그 애 어머니 셋은 한덩어리가 되어 함께 울음주머니를 풀어헤쳤다. 나의 48년 의사 생에 얼마나 많은 눈물을 흘렸던가. 48년이 지난 오늘도 이런 울음속에서 나의 사명을 완수하고 그것이 나의 행복지라 생각하니 또 더 없는 희열도 느끼게 된다.

10일약을 다 먹고나면 더 먹지 않아도 된다. 그 후 월경을 기다리라고 말하였다. 몇일 후 그 애의 전화가 왔다. 월경이 왔다는 것이다. "그런데 왜 검은색인가요?" 나는 자궁안이 아직 깨끗하지 못한것 같아 다시 10일 더 약을 먹고 다음의 월경을 기다리라 하였다.

3. 앞으로 너와 같은 미인을 낳아야지

13세 XXX는 월경이 시작되었는데 매 차의 월경마다 통증이 심하여 학교에 가지 못한다. 꼭 3일간의 휴식을 해야 했고 월경 색깔도 자색으로 양도 적었다. 몇 번 병원을 찾아 갔으나 월경시작에는 이런 현상들을 동반하는데 1~2년 지나면 괜찮고 시집가서 아이를 낳으면 저절로 깨끗이 가서지지 지금은 진통제를 먹으며 참으라 하였다.

초등학생 중 학습성적도 우수하고 인물, 체격을 보아가며 드라마 배우오디션이 있었는데 이 아이는 모든 것이 합격이었지만 월경통으로 매달 3일씩 휴식하여야 하는데 드라마를 찍게 되면 야외에서 먼 곳으로 가야 하는데 단체훈련도 많아 합격이 되지 않았다. 좋은 기회를 잃게 되어 본인도 학교에서도 모두 걱정하고 있을 때 백두산 여행에 따라온 그는 연변사람들에게서 너무 예쁘게 자랐다는 칭찬을 많이 받게 되었다. "예뻐 무엇하나! 월경통증이 심해 예술학교도 가지 못하게 되었는데". 그는 울분을 참지 못하였다. 대답하기조차 싫어하며 사람들은 무엇때문에 우리말에 반감을 느끼는가 물어보자 어머니가 대꾸한다. "월경통이 심해 예술학교에 가지 못하게 되어 너무 신경을 곤두세우기에 좀 머리를 휴식시키느라고 여기에 여행왔습니다" 그 앞에 연변에 계시는 한 조선족 여성이 말을 가로챘다. "아이들 월경통에 약 한달 먹으면 호전을 보는 전문가가 있는데 온 김에 한번 보고가라"하였다. 백두산 여행이 끝나자 그들 모녀는 나를 찾아왔다. 한국에서 예술학교 더욱이 드라마 배우로 만들어주는 이런 기회는 거의 없었는데 이렇게 큰 노력도 없이 학교의 선택에 따라 합격된다는 것은 더욱 찾아보기 힘든 일이었다. "그를 드라마 배우로 키워야지". 나는 간단한 직장검사로 그의 내부 생식기가 직장 전벽에 유착되어 아픔도 있고 대변도 굳거나 설사나거나 늘 불편스러우리라고 하였더니 그래서 직장염검사도 수차 받았으나 직장은 병이 없다 하였다.

한달 중약을 들고 상세한 진단 설명을 받은 그들 모녀는 유쾌히 한국으로 돌아갔다.

약을 거의 다 먹은 뒤 월경통은 온데간데 없었고 개학이 되어 학교에 다시 찾아갔더니 새 학기로 학교입학수속을 하라는 것이었다. 나는 미리 그의 "드라마 배우" 성공을 축하한다.

그 아이와 어머니는 그의 이 월경통이 그의 학교입학보다 더 중요한 "여성"을 잃을 뻔하였다는 도리는 아직 심각히 느끼지 못하고 있을 것이다. 출가하여 성생활을 할 수 있을런지? 아이를 낳을 수 있을는지? 그것을 생각하니 나는 또 한 여성을 제때에 기로에서 구해주었다는 생각에 더욱 기뻤다. 나는 미리 축복을 잊지 않았다. "앞으로 너와 같은 미인을 낳아라"

헛된 걸음이 아니였습니다

아직 한국과의 외교도 건립되지 않은 옛이야기입니다.

홍콩을 거처 연길에 온 김xx, 35세가 지났는데 아이가 없어 이런 먼길을 돌아 찾아오는 그녀는 살집이 많아 배가 둥글 둥글해 보이고 허리는 전혀 없는 여성이였습니다. 얼굴은 예쁘게 생겼는데 목에 살점이 너무많아 목은 없어보이고 얼굴 몸집이 너무 실하다 보니 고와보이기는 커녕 우둔스럽게 보였습니다.

그의 요구대로 불임의 원인을 찾아 음도진을 하였는데 만성 골반염이 였습니다. 내부 생식기는 전부 골반후벽 요추에 유착되어 있었고 자궁은 조금만 궁경을 자극하여도 통증이 얼마나 심한지 온몸이 죄다 심한 촉통과 함께 평형을 잃었습니다. 한달동안의 녹색 주사 요법으로 하복부와 골반 장기의 유착등을 모두 분리하였다. 내장기관의 율동이 회복되니 늘 팽팽하던 복부가 푹 꺼졌고 목도 확연하게 들어났습니다. 바지를 바꾸어 입고 바지 허리 앞 뒤를 잡아댕기니 허리통은 아마 거의 절반이나 줄었습니다. 기쁜 나머지 병원 칸칸을 바지 허리를 쥔채 "내가 아주 다이어트를 잘하였지요?"하며 물어보고 다니는 그의 물음에 환자들 마저 "한국 미인 입니다, s라인이란 이런 것이 였네", 모두가 놀란 표정으로 그 여성을 바라보았습니다.

한국으로부터 홍콩, 홍콩으로부터 중국의 동북인 연길, 낯설고 얼마나 먼 길인가?

"나는 한국에서 다이어트를 한다고 많은 돈을 썼어도 결국엔 지금의 이모양 농촌 물둥기였지요."

여기까지 와서 치료비용은 모두 지금까지 치료한 모든 비용의 10%도 안됩니다. 그 역시 부과병이 근치되어 이제 곧 아이를 가질 수 있고 재발하지 않는 다이어트에도 성공하고..

전혀 말없던 그녀의 입은 다물줄 모르고 이야기가 계속됩니다.

이제 돌아가면 애도 낳고 예쁨을 자랑하며 행복한 일생을 보낼 그를 생각하는 나.

금방 자원 퇴직하고 개인 병원을 꾸린 나로서는 그의 기쁨이 나에게 얼마나 큰 힘이 되였는지.

그와 함께 나는 이 세상 가장 행복한 여성인듯 싶었습니다.

치료와 양생

자연의학의 녹색치료법으로 성건강을

이 책에 수록된 전립선질병, 그 종합증 및 생식건강치료는 모두가 중의학에서의 기혈평형이론과 질료의 실천으로부터 얻은 수확입니다.

1969년부터 오늘에 이르기까지 남성건강을 수호하기 위하여 중의학의 자연의학이론을 연구하며 임상에서 찾는 녹색 치료법은 남성 생식건강 연구치료에서 많은 특이한 효과들을 거두게 되었습니다. 이로부터 전립선질병은 의학에서의 치료가 근치 될 수 없다던 현대의학의 결론을 받았으나 나의 50여년 동안 중의이론의 지도하에서 현대 의학기술과 통합된 독특한 중의학 치료방법 – 녹색의학의 기혈평형요법에 의하여 이미 전립선질병의 치료는 돌파구를 찾게 되었다.

기혈평형이란?

중의학에서 기와 혈 양자의 평형을 말한다. 혈의 유통은 기의 도움없이는 신체 각 부위에 유통이 잘 될수 없고 피의 유통이 잘안된다면 신체에서 그 부분은 점차 쓰레기가 모이게 되고 기능장애가 오게 된다. 치료과정에서 이런 쓰레기 청리는 육안으로 볼 수 있는데 소변의 변화, 대변의 변화, 정액의 변화 등이 바로 이런 변화를 말한다.

1. 왜 생식과를 선택하게 되었는가?

무엇 때문에 생식과를 선택하였냐고요? 잘물어보았습니다. 69년 내가 의과대학을 졸업할때까지만 하여도 생식과는 없었고 (아마 내가 먼저 중국에서 이름을 지은 듯합니다) 성지식에 대하여서는 더욱 학교에서도 임상 실습에서도 전혀 그 내용을 찾아볼 수 없을 정도였습니다. 학교시절 해부 학강의에서 "이 근육의 작용은 발기입니다". 발기가 무엇인가 물었어도 선생님은 설명 대신 해부 실습시에 물어보라 했고 해부 실습시에 지도 교수에게 물으면 앞으로 저절로 알게 된다 했고 같은 반 남학생들은 "내가 알려 줄게"하며 과당에서의 나의 질문은 회피하려 하였고 그 누구도 설명해주는 사람이 없었다. 중의과 학습에서 선생님은 "성생활을 절제해야 한다. 신기소모가 많기 때문에" 나는 성생활이란 무엇이고 절제란 무엇인가 물었더니 과당이 끝나 알려준다 하고서는 급히 나를 회피하여 버리고… 임상실습시 류XX선생은 전립선에 대하여서는 알바가 없다. 알아도 치료할 수 없는 금지구역이다. 신경, 혈관이 너무 미약한 장기여서 임상증상도 없고 약도 침투될 수 없고… 졸업하여 절대 전립선에 대하여 언급하지 말라 오히려 새내기 의사들로 망신당하기 쉽고 아무것도 모르는 의사로 평가받게 된다"고 전립선에 대해서는 전혀 알려주지 않았다.

학교입학시부터 의학을 전혀 생각조차 하여 보지 못한 나로서는 전혀 방향이 없었다. 가는곳마다 장벽에 부딪치게 된 나는 이 장벽이야말로 내가 무너트려 버려야겠다는 생각으로 선생님들에 대한 불만으로 가득찰 뿐이었다. "선생님으로서 학생이 알도록 가르쳐주어야 한다". "내가 다신들에게서 배우지 못하여도 내 스스로 배울 길을 찾아야한다"

하지만 자료를 찾으니 참고자료들이 없고 다만 "성생활"을 "절제" 할 것이 아니라 정액을 만들었으면 배설시켜야 하고 전립선이 여성은 없어도 남성에게만 있는 장기라는 자체로부터도 "남성과 관계가 있을 것이다" 라는 것을 생각하면 생각할수록 그 무지의 시계에 발을 들여놓고 싶었다.

1969년 년대에 성은 어느 과에서 취급되어야 하는지 또 여성으로(더욱이 처녀로) 어떻게 검사를 하여야 하는지 나는 모든 것이 미지의 세계이다. 하지만 나는 기여히 이 길을 택해야 했고 또 그 길을 택하였으면 꼭 성취를 해야 한다는 결심이 나의 앞을 막지 못하였다. 더욱이 이 길은 어머니께서 나를 인도한 길이다.

왜 그랬냐고요? 나의 대학 시험 준비는 고등학교 3년내내 진행되었습니다. 꼭 천문학을 연구하려는 결심으로 일류 대학을 지원한 나로서는 대학시험은 중국어로 그 외 외국어까지 쳐야 했다. (2류, 3류대학은 조선어로 치고 외국어도 없었다) 교과서는 두가지로 준비하여 학습하였고 당시 중국어만 배우고 외국어는 전혀 가르치지 않으면서도 시험은 있었다. 나는 자습으로 러시아어(공산주의 나라였기에)를 학습하였다. 코피가 아니라 피를 토할 정도로 임무가 과중하였으나 나는 그렇게 노력하였다.

그런데 입학 통지서는 연변의학원이다. 시험성적이 부족하여서라 생각하고 내년에 다시 시험 보기로 하고 찢으려는데 어머니가 나의 등 뒤에 찾아와서 통지서를 빼았고 나에게 "빌었다" "네가 집을 떠나 가면 나는 더는 살 희망이 없어서 내가 한 짓이니 용서해 달라고 비는 것이다. 그 후 정부 서기며 고모부며 달려와 모두가 자신들이 나의 지망을 고쳐 의학원으로 썼다는 것이다.

집안밖은 울음장으로 변하였다. 허나 딸 태어나 40일이 되어 아버지가 참전하여 돌아오지 못하였으니 어머니 생의 기둥은 나일수 밖에…

이렇게 연변의학원 지망 세번 써넣고 학교에 입학한 나로서 "의학"에 대한 장래를 선택하기 상당히 힘들었고 이후 어느 것을 어떻게 배워나가야 할지 희망이 전혀 없었다. 하지만 나에게 모든 희망을 품고 살아오신 어머니를 위하여 나도 나를 희생하여야 한다. 아버지는 나라를 위하여 어머니는 나를 위하여 그러면 나는 어머니를 위하여 어머니가 선택한 이 길을 택할 수 밖에….

"성연구를 위하여 전립선 연구를 위하여" 나는 갈 길을 찾았다. 꼭 선생님들, 선배들이 못한다는 길을 내가 가련다.

2. 새로운 길을 개척하기란 쉬운 일이 아니다.

69년 의과대학을 졸업하여 오늘 이 시각까지 나는 전립선질병 및 그 합병증으로부터 고생한 많은 남성들과 만성 내부 생식기와 만성 골반염 및 그 합병증으로 고생한 많은 여성들의 인생에서 남성으로서 여성으로서의 고통, 성기능장애, 불임, 불육을 앓고 잔폐된(선천적, 후천적) 그들을 위하여 자신을 바쳤습니다.

첫째. 우선 나를 작은 흰쥐가 아닌 살아있는 사람의 생체 시험품으로 삼아 남성, 여성을 수호하기 위한 많은 체험들을 하였습니다.

둘째. 환자들의 진단 치료를 위하여 우선 남, 여 각각 몇 천 명에 달하는 건강검진을 하였습니다.

셋째. 전립선 진단을 위한 직장수지검사에서 직장과 전립선의 진단요령을 익혔습니다. 여성들의 결혼 전 직장수지검사와 결혼 후 질로부터의 진찰요령들을 통하여 여성 질병과 만성골반염의 특점들을 찾았다. 특히 자궁의 유착 위치, 이동성, 확산된 부위 (골반에서의 확산범위) 딱딱한 정도의 변화, 압통유무 등에 대한 진단요령들을 숙련하였습니다.

직장수지검사에서 전립선 가운데 전립선 요도구(직장수지검사시 전립선가운데 약간 낮은 부분)와 그 양측 표면의 윤활정도, 대칭정도, 딱딱한 정도의 변화, 조직의 변화...

등을 찾아낼 수 있었다. 하여 한국 경희대 주XX의사로부터 "왼손 손가락에 신을 업었다. 때문에 기계검사에선 발견 못하는 진단들을 할 수 있었다.) 혹은 12차 인공수정에 실패는 물론 여성을 완전히 잔폐로 만든 여성의 치료결과를 보고 하는 말 "이 치료결과는 신이 치료한 것이지 의학적으로 의사가 한 치료가 아니다" 라는 평가를 받게 되었다.

넷째. 진단의 정확성은 치료를 지도합니다. 그러나 유효방법이 연구되지 않은 60년대에 어떻게 치료를 연구할 것인가? 우선 제약시설을 건립하였습니다. 근 5년간의 제약시설에서의 제약실험에서 중약으로서의 남, 여주사, 보통 질병에 대한 약 제조 17종을 기본으로 제조 연구하였습니다. 그 중 남, 여주사는 수차의 연구제조가 있었는데 우선 나와 남편이 실험하였습니다. 남편의 지지가 없이 남성약품을 어떻게 시험, 성공할 수 있었겠습니까.

다섯째. 제약시설에서의 약품 제조가 기본적 만족을 보았으나 지역구의 남,여환자(계속되는 건강검진들에 사용하려면 의료팀이 있어야 하였다. 하여 이 과정에 나는 67명의 농촌에 보내진 지식청년들을 맨발의사로 키워냈다. 약을 익숙하게 하기 위하여 산에 가서 30일간의 현지 체험 및 학습을 지도하였고 들에서의 학습은 수시로 하여 그들로 하여금 보통 진찰실에서의 환자 처리를 할 수 있도록 진단과 치료를 나누어 담당하게 하였다.

　내가 가르치고 내가 만든 약들을 그들을 통해 직접적인 치료를 할 수 있었기에 나의 연구와 연구실험, 약물들의 주요한 작용 확연한 실험 경험을 통합하고 진일보의 발전을 위한 연구를 할 수 있는 기초를 닦았다.

　여섯째. 전세계에서 찾아온 전립선환자 모두가 가족과 같고 생명을 나에게 맡기고 온 사람들입니다.

　수 차 남성 같지 않은 남성으로 생명을 가볍게 여겼던 그들, 이 길이 실패하자 멀리멀리 도망다니며 중국대륙의 구석을 찾아다니던 그들… 중국어에 열중하며 중국인으로 살려던 그들.. 수차의 연애마저 포기한 자신이 하려던 사업의 목적을 포기한 그들이다. 이런 그들을 나마저 포기한단 말인가?

　일곱째. 학창에서의 4년 학습 임상실습1년에 나는 점점 현대의학에 대한 많은 의문을 가지게 되었다. 기초과 학습이나 진단에서의 많은 이점은 있으나 치료에서는 수술, 의료, 높은 단계의 효율은 좋다고 생각되었으나 만성질병의 치료과 근치는 중의학보다 못한 감을 느꼈기에 점차 중의이론과 중의치료에 신경을 더 많이 쓰게 되었다.

3. 임상 실천에서 느끼게 된 점

1969년~1974년까지의 5년래 나는 시간을 약물연구에 바쳤다. 그것도 중의약 연구이다.

복방익모초주사액 : 전문여성 만성골반염

복방당귀주사액 : 남성전립선질병과 그 합병증

궤양고 : 만성 위장염, 위궤양치료약물, 간염에도 효력이 좋았다.

만성백내장 : 눈에 넣는 약물

이런 병들의 공통점은 만성염증의 후유증이었다. 여성 만성골반염의 치료를 졸업 전 학교에서부터 연구하였고 초보적 임상실험을 거쳤고 시 중의학습반에서 졸업논문으로 써냈다. 군부대223의원과 연변의원의 임상실험에서도 좋은 평가를 받았다. 부인과 만성염증치료를 기초로 기타의 병 특히 남성전립선염, 만성 정낭염, 만성음낭의 여러 장기들의 질병, 전립선통(여성 골반염과의 분류를 위하여 전립선통증이라 부름) 모두가 '만성염증'의 공통된 특징을 가진다.

처음 성연구를 위하여 의학에서의 새 과제를 연구하려는 결심으로 5000명 남성 건강검진을 진행할때의 일이다. 전립선질병 검사를 위하여 직장수지검사를 하게 되었다. 처음 직장수지검사를 하려는데 남성은 가쁜 숨을 헐떡거리며 쉬더니 음경이 발기되었고 요도구에서 액체가 나와 땅에 뚝뚝 떨어진다. 그때 놀라던 일을 지금도 생각하면 얼마나 놀라웠던지 가슴이 두근두근뛰고 눈이 휘둥그래졌다. 나는 그 일이 있은 후 깊은 사색에 잠겼다. 왜 직장수지검사로 이런 반응이 오는가? 왜 이런 반응은 그 당시 모든 남성이 아닌 거의 70%전후의 남성에게서만 볼 수 있었을까? 왜 30% 전후의 남성은 아무런 반응도 없을까? 반응이 있는 남성들은 무엇 때문이고 반응이 없는 남성들은 무엇 때문인가? 나는 검사 결과들을 분석하는 가운데서 이런 점들을 찾아내었다. 반응이 있는 남성들은 건강한 남성들이었고 반응이 없는 남성들은 전립선이상, 음낭이상의 남성들이었다. 즉 성기능이 떨어지거나 결혼한 남성인데 아이가 없는 남성들이었다.

어떻게 하면 모든 남성들이 성건강을 찾는 것으로 성기능의 '놀라운'표현들을 볼 수 있고 그들을 생육할 수 있게 할 수 있을까? 남성의 '발기', '생육'을 위하여 이때로부터 남성 연구의 방향, 목표는 명확히 제기되었다.

4. 치료에서의 중점은?

1) 전립선은 혈액 순환이 잘 안되고 약물침투가 잘 되지 않아 청리할 수 없고 소염할 수 없어 치료에서 불치병으로 여겨졌다. 거기에 많은 세균, 마이코플라즈마, 유레아플라즈마의 합병교차감염, 복잡한 내약성은 더욱 치료에서 악성순환을 일으키게 된다.

2) 전립선염은 많은 합병증, 후유증을 갖고 있다.

많은 환자들은 후유증증상들로 치료를 다년간 하였어도 효과가 없는 원인은 전립선염이 계속되는 확산, 가중으로 인한 것이었다. 예를 들어 만성전립선염은 이미 선관들이 대부분 혹은 전부가 유착되어 분비물이 배설되지 않지만 이것을 별로 중요하게 생각하지 않는다. 또 치료를 거쳐 점차 선관의 유착들이 하나하나 떨어지며 약간씩 이따금 이따금 분비물이 나올 수 있어도 전립선의 분비 특점에서 반드시 많이 있어야 하는 레시틴이 없다면 여전히 전립선 청리를 할 수 없음에도 계속 전립선 치료를 중시하지 않거나 할 수 없다면 그 외 합병증, 후유증 골반통은 점점 심하여 질 수 밖에 없고 남성을 잃을 수 밖에 없다.

3) 남성합병증, 골반통의 특점

굳어지고 괄약근들이 파괴되어 항문괄약근, 요도구괄약근, 정낭괄약근 모두 수축이완 능력을 상실하여 기능장애가 오게 된다. 소변장애, 조루, 변실금…

이런 치료는 항생제가 아닌 세포, 장기의 재생으로 해결되어야 하며 굳어진 조직을 풀어주는 방법에 의거해야 한다. 그러나 항문으로 전립선에 혹은 요도로부터 전립선에 항생제를 주입하거나 요도를 통해 전립선 요도를 레이저로 절제하거나 벌침을 회음부로 맞거나 요도확장술, 마늘을 직장에 넣는 법, 항문을 통한 전립선안마, 전립선을 동여매는 방법, 침구요법, 뜸…

이런 방법들로 세포, 장기들의 파괴에 파괴를 가첨하여 치료는 커녕 인체를 폐물로 인도한다.

전립선 선관의 파괴 유착 음낭 정낭 골반벽… 들에 음폐하고 있는 혈독, 습독, 냉독 쓰레기들을 청리하여야 한다.

여성 : 내부 생식기의 위치 유착이 있는가? 유착범위, 굳어진 정도를 찾아야 한다. 초음파 검사에 의존해 판단할 수 없기 때문에 부인과 질을 통한 혹은 직장수지검사로 확인해야한다. 치료의 중점은 여전히 유착이 우선이다.

5. 치료 약물의 선정 원칙

1) 만성 염증이 위주인 남성 생식기와 전립선염은 현대의학으로는 치료, 더욱이 근치가 가능하지 못하므로 중의학으로

근치를 원칙으로 하는 녹색치료방법이다.

2) 약물 선정에서의 기본 : 보혈, 활혈, 어혈을 헤치고 단단히 굳어진 조직을 점차 연하게 하며 많은 유착들을 떨어트리고 전신 기혈평형을 조절하고 전체적인 효과로서 자연으로 되돌려야 한다.

3) 부작용이 없고 독성이 없거나 매우 미약하며 약물의 효과에 영향을 주지 말아야 한다.

4) 약 사용이 간편하고 쉽게 보급할 수 있어야 한다.

5) 병을 예방하고 보건하며 병을 치료할 수 있고 건강을 회복할 수 있으며 하나의 방법으로 많은 병치료에 이용할 수 있으며 한가지 약으로 많은 효과를 볼 수 있어야 한다. (건강을 회복하는 것과 치료가 함께 진행되야 한다. 한가지 방법을 여러 병에 쓰고, 한가지 약으로 여러 효과를 본다.)

6.약물의 선정과 제법 및 그 작용, 처방

처방(1) 만성전립선염 초기치료약

지룡20g 토충20g 산사20g 어성초20g 포황20g 천산갑20g 황기20g 당귀20g 천궁10g 포공영20g 소회향20g 황백20g 지모20g 오공4개 우슬20g 감초10g

만성전립선염, 세균, 바이러스, 및 기타 병원체가 있을 때 혹은 전립선분비액검사에서 많은 농성 분비물이 검출될 때 첫단계에서 쓴다. 20일~30일 치료에서 농성 분비물이 제거되었으나 레시틴 회복이 좋지 않고 음낭의 합병증들이 있다면 처방2로 계속 치료한다.

원칙 : 전립선 분비액에서 농성 분비물이 적게 혹은 없을 때까지.

처방(2) 만성전립선염 합병증이 시작되었을 때

별갑10g(식초에 30분 불린), 천산갑10g, 백강잠10g : 70% 주정에서 3차(1차에 30분씩불리고 주정을 새로 놓는다.) 불렸다가 다시 다려서 농축한다.

소회향10g(소금에 30분 불려서 소금물을 버리고 쓴다), 도인10g, 복령10g, 목통10g, 지각(枳殼)10g, 감초10g

시호20g(식초에 30분 불려서 물을 버리고 쓴다), 황계20g, 당귀20g, 우슬20g : 3차 끓여 다시 농축시킨다.

농축시킨 약물을 중약물약으로 구복하거나 혹은 모든 약들을 꿀에 섞어 천천히 다려 농축시켜 전립선치료고약으로 사용

작용 : 보기, 보혈, 어혈을 헤치고 굳어진 조직을 유연하게 만들어 활혈과 함께 어혈을 제거하고 해독, 배독하며 파괴된 조직과 손상된 신경세포들을 복구하고 재생시킨다.

주요 질병치료 :

급성 만성전립선염, 만성부고환염, 백색막의 적액, 정낭염, 오랫동안 치료해도 근치안되는 비뇨계통감염, 전신기혈평형을 조절하고 원상태를 회복해 좋은 효과를 가져온다.

원칙 : 치료기간이 비교적 길다. 음낭의 약하고 지속적인 아픔이 사라질 때까지 치료과정에 음낭의 증상들이 반복적으로 가중될 수도 있고, 음낭이 냉하거나 습한 증상이 소실될 때까지.

처방(3) 골반통(전립선통)1

산수유20g 산약20g 숙지황20g 택사20g 목단피20g 어성초20g 금전초20g 황백20g 지모20g 쌍화20g 연교20g 우슬20g 감초10g 당귀20g 천궁10g 산사20g

전립선염의 배독, 배설이 기본적으로 완료되어 소변침전물 관찰에서 맑아졌어도 레시틴 회복이 완벽하지 못할 때.

처방(4) : 골반통(전립선통)2

당귀20g 천궁20g 독활20g 강활20g 위령선20g 산사20g 토충20g 유향(乳香)20g 몰약20g 석곡20 건강20g 포부자20g 우슬20g 감초10g

처방(5) : 면역

전립선염으로 오는 합병증들에 가장 보편적이면서도 줄곧 치료에서 중시해야 되는 기본내용은 면역 증가이다. 면역증가가 없이는 그 어느 처방도 효과를 봄에 뚜렷하지 않는다. 때문에 아래의 면역증가는 필수라고도 말할 수 있다.

주요처방내용 :

1. 석곡 영지 서양삼 강황

2. 황기 여정자

처방(6) : 위장

이성의 약들은 10일~20일에 끝나는 간단한 병에 쓰는 약들이 아니므로 장기간 쓸 때에는 위장에 부담을 줄 수 있다. 또 전립선염의 만성영향으로 위장에 이미 영향을 받아 배가 자주 바람이 차는 것 같거나 소화가 잘 되지 않거나 대변이 설사 아니면 변비가 있다고 할 때. 치료의 시작에 약의 흡수를 강화하고 위장을 도와주기 위하여 아래의 처방을 쓰게 된다.

광목향15 북산사15 : 매일 다려서 두번에 나누어 먹는다.

먹는 중약에 함께 넣어 다리거나 약을 먹기 전 10일 먼저 이약을 시작하여 먹는 것도 좋다. 위장을 보양하는 약으로도 사용되는데 병이 없더라도 특히 위장에 병이 없어 기능이 좋더라도 위장을 보양하고 장수를 위하여서는 일년에 두, 세번 한 번에 10~20일씩 다려 먹는 것은 아주 필요한 장수요법이다.

처방(7) : 여자만성골반염(충울탕 : 방생4호)

충울자20g 익모초20g 향부자20g 천궁20g 당귀20g 숙지황20g 감초20g 백작약20g 지모20g 원호20g 산사20g 오령지20g 우슬20g

광범위하게 유착을 박리하는데 쓴다. 자궁의 위치를 교정시키고 자궁을 움직여야 수축능력을 회복한다. 수축능력이 회복되어야 중약의 배독, 오물의 배설에 성공할 수 있다. 때문에 처방7은 만성 골반염, 나팔관염, 난소염, 골반종물, 유착 등 증후 치료가 잘 되지 않으며 반복이 심한 생식계통, 치료가 어려운 골반 질병에 쓰는 약으로 응용되며 이 방면의 예방약으로 사용된다.

처방(8) : 질 청결약

포공영10g 익모초10g 애엽10g 산사10g 당귀10g 천궁5g

하루 두번 씻을 수 있는 양

처방7을 구복하면 나팔관 자궁으로부터 많은 독성, 혹은 쓰레기들이 이미 감염 받은 자궁내막들이 흘러내리게 되며 제대로 배설되지 못하였던 많은 농성 월경혈들, 병원체들이 배설된다. 이는 자궁경부염증(이미 있거나) 혹은 치료과정에서 재발되거나 더 악화되거나 심하면 자궁경부암으로 발전을 예방, 치료하게 된다.

질이나 외음부의 감염 요도구의 감염들은 이 과정에 함께 치료가 가능하다.

처방(9) : 중약 주사제 - 방생여성골반주사

익모초 독활 주사요법(관원혈 부위)

68년~70년 사이에 직접 약제조를 하여 사용하였는데 아래와 같은 효과가 있었다.

효과 :

1. 급성 혹은 아급성 나팔관염, 난소염에 대하여 효과가 비교적 빨랐다.

2. 자궁과 질, 외음부 나팔관의 병원체사멸에 일정한 효과가 있었다.

3. 내부 생식기 염증으로 인한 하복부 통증에 효과가 좋았다.

그러나 만성에 대한 효과가 부족하고 유착을 해결할 수 없어 3~5년(69년부터) 사이에는 많이 사용하였으나 그 후의 연구에서 처방10이 효과가 더 좋았기에 더 사용하지 않았다. (처방10을 참고)

알려드림 : 급성 부인과 치료 혹은 아급성 부과염증치료에서 항생제보다는 그 효과가 좋으며 후유증을 남기지 않기에 계속 사용해도 좋은 주사로 여겨지기에 조건이 허락한다면 계속 사용하였으면 하는 생각에서 이 약을 제기합니다. 그리고 현재 중약주사제에서는 아직 제품이 없기에 조건이 된다면 자체로 제조할 있다. 제약 방법이 간단하고 약값이 적게 들고 약의 선택이 쉽다.

처방(10) 중약 주사제 : 사향 주사약

사향으로 만든 주사약입니다. 심장, 뇌부의 혈액순환 강화에 매우 좋은 작용이 있다. 하지만 사향노루는 국가 보호동물로 사향을 채취할 수 없기에 계속 약을 제조할 수 없고 대용약은 그 효과를 발휘할 수 없어 1년의 제조 후 더는 제조할 수 없게 되었다. 나는 심장병으로 T파가 완전히 거꾸로였으며 병원에서 치료를 실패하였으나 사향주사와 처방11의 종합주사로 1992년부터 오늘까지 죽음에서 구할 수 있었다. 심전도 T파도 회복을 보고 그 후 친구 두명의 심장병 치료에서도 매우 좋은 효과를 보았다. 지금 대용품 즉 인공사향이 있긴 하나 효과가 너무 부족하다.

처방(11)

(특허의 내용을 참고) 전립선염과 그 후유증에 대하여 효과가 좋아 부인과에서도 처방 9를 사용하지 않고 남녀 모두가 처방11주사약을 쓰게 되었다.

처방 : 당귀

70년대 초로부터 시작하여 줄곧 사용하고 있는데 그 효과는 점점 더 나를 놀라게 할 정도였다.

작용분석 :

1) 골반하지부위의 혈관, 신경, 임파계통을 수리하고 복구하는데 좋은 작용을 한다.

2) 남녀남여하지부위 골반장기의 유착을 떼어낸다. 특별히는 전립선 선관들의 유착, 자궁, 난소, 나팔관들의 유착과 골반유착에 효과가 좋다.

3) 전립선과 자궁안의 혈독, 습독, 한독, 열독, 조(燥)독, 풍독 더욱 중요하게는 매우 많은 쓰레기들을 배출한다. 손상되고 죽은 세포와 조직들을 복구, 재생, 배출하는 능력이 강하다.

4) 생식계통, 비뇨계통 기능을 강화하고 배설작용이 명확하다.

5) 장의 유착, 윤활성이 회복되며 숙변제거에 뚜렷한 효과

가 있다.

6) 하복부 장기들에 있는 많은 괄약근들의 수축이완 작용이 증가하고 방광, 정낭, 요도구, 항문의 수축이완작용에 현저한 호전이 있다.

7) 남녀골반치료에 효과적이며 골반 신경, 혈관의 새로운 재생을 도와 하지통증, 척추통증을 제거하게 된다.

8) 전립선염, 남녀골반통 환자들은 서혜부혈관반점, 혈관협착들이 정상 환자들에 비하여 그 발생연령이 앞당겨지고 중하지만 이런 병들의 확산 발전, 악화에 치료와 예방작용을 한다.

9) 전신양성과 치료에도 효과가 있다.

전신보혈, 활혈작용에 효과가 있다. 하지와 발목관절의 분쇄성 골절, 인대파열에도 사용할 수 있다.

10) 백내장 치료에서 처방 11을 외용약으로 쓸 수 있다. 병이 중하지 않은 초기환자들은 한 달 사용하면 백내장을 근치할 수 있고 궤양을 일으킨 만성은 2달정도 사용으로 궤양도 없앨 수 있다.

병례 1 : 풍으로 인한 낙상으로 무릎 반월판 연골이 6조각이 나고 인대가 함께 파열되었다. 급히 수술하라는 것을 하지 않고 처방11주사를 맞았다. 그러나 나의 반대로 무릎은 마구 부어나고 있으나 신경과에 입원하여 뇌출혈예방주사를 맞았다. 몇차례 정형외과로 옮겨 수술을 하려 해도 끝내 하지 않았다. 병원에서의 응급신경과에서 7일 치료를 받고 나온 뒤 서약처방대로 치료하지 않고 처방11을 한달 계속 주사를 맞는 것으로 후유증을 대처했고 중풍후유증을 전혀 남기지 않았다. 무릎관절은 수술을 하지 않고 이 한달사이에 완전히 회복되어 한달 후 CT사진을 보고 첫 사진과 대조하며 보니 완전한 회복을 가져왔기에 정형외과 의사들도 처음 진단을 의심할 정도였다.

병례 2 : 발목관절이 위의 예와 같은 상황이었으나 정형외과 치료를 받지 않고 중약으로 족욕을 하였다. 20일 동안 중약족욕을 한 후 발을 땅에 딛을 수 있었고 조금씩 걸을 수 있었다.

병례 3 : 족구하다 발목인대가 찢어지고 내출혈이 심하여 깁스를 해야 했다. 그러나 전립선염 치료에서 처방11주사가 계속되기에 전혀 외과적 치료를 하지 않았다. 한달사이에 발목과 다리의 기능이 잘 회복되어 이런 문자 메세지를 보내왔습니다. "박사님 한국에서 mri를 찍었는데 큰 이상이 없대요. 연길에서 분명 찢어졌다고 그랬는데 좋아졌나 봐요. 진짜 신기해요". 외과치료에서의 중약족욕이나 처방11의 효과는 뼈의 재생과 인대의 재생에 뚜렷한 효과가 있음을 말하여 준다.

7. 치료에서의 결론

1) 인체가 생활과정에 모든 것이 녹색일수는 없다. 즉 활동환경, 음식, 병원체들의 침습이 있는가 하면 중의학에서 제기하는 질병을 일으키는 독들(혈독, 풍독, 열독, 한독, 습독, 조독) 모두가 병을 일으키거나 건강을 위협할 수 있는 인소들입니다. 비록 아직 증상이 없거나 병까지 일으키지 않았어도 우리의 신체는 이미 위험에 직면하였음을 알려주고 있습니다. 이런 때 중의학에서 자연요법 - 녹색주사요법이 가장 적합한 예방치료로 제기됩니다. 겨울, 더운 여름은 병이 가장 많이 발생하는 시기이므로 이 시기를 맞으며 반년에 한번 10일간의 주사요법을 사용하면 몸을 복구하고 우리 신체에 침입하고 있

는 독성을 배설한다. 이미 우리 신체의 일부 세포, 장기들을 파괴하고 있다면 즉시에 복구함으로 보건 양생의 좋은 방법으로 사용될 수 있습니다.

2) 부득불 사용하게 되는 수술, 약물치료 등 신체에 손상을 가져오는 치료방법들, 혹은 독성이 심한 약들을 먹었을 때 보조요법으로 처방11과 같은 중약에서의 녹색치료 – 기혈평형을 함께하여 준다면 치료효과를 높이고 건강을 회복함에 도움이 된다.

3) 많은 수술, 약물치료와 같은 치료요법들을 회피하면서 몸을 원래대로 돌리는데 매우 큰 도움을 줄 수 있다.

4) 암의 예방에 효과적이다. 만성 고질병들은 계속 발전하여 암으로 발전에 뚜렷한 변화를 가져온다. 전립선암은 생긱기, 비뇨기, 폐, 직장암으로 발전하며 여성 내막 생식기 염증들은 궁경암, 유선암, 발생들이 현저히 많아지고 그 외에도 자궁, 내막암, 난소암들의 발생이 높다. 그러나 전립선이거나 여성 내부 생식기염증을 조기 발견하거나 제때에 근치하는 것은 이런 암들의 예방에 아주 효과적이다.

5) 코로나 질병후유증은 일년후부터 전신근육무력, 인지장애, 심혈관기능이 떨어지며 치료 후 일년 사이에 사망률이 높고 각 종 증상들이 종합적으로 나타난다. 이런 후유증을들 감소하거나 소멸하려면 마이코플라즈마로 인한 전신후유증, 결핵후유증, 에이즈후유증 등에 중약요법은 큰 도움이 되지 않을까 생각된다.

6) 장수하려면 우선 건강해야 한다. 건강을 위하여 수시로 예방이 필요하다. 중년기로부터 노년기에 이르기까지 매년 1,

2차씩 매 차 10일 정도의 처방11. 혹은 처방1과 같은 치료를 사용함도 아주 경제적이고 쉬운 방법이다.

총 결론

하나의 녹색 처방으로 여러가지 병을 치료하고 하나의 녹색 처방으로 6가지 독과 신체내에 존재하는 많은 쓰레기들을 배설시키고 하나의 병치료로 전신의 건강과 장수를 지킵시다.

19세기 60년대에 중국의 위대한 주석 모택동은 "중국 특색의 중서의 결합길을 걸어야 한다"고 제기하셨고 20세기 20년대 제 14기 5차 중앙회의에서는 "중국의약 발전계획기에서 명확히 중의약발전의 지도사상, 기본원칙, 발전목표, 주요 임무와 중점조치들에 대하여 상세히 제기하였습니다.

중국 중의학의 발전을 금년으로부터 5년내 세계의학의 전열에서 전인류를 위하여 휘황찬란한 발전을 할 것이며 위대한 공헌을 하게 될 것입니다. 중의학의 녹색 발전에 힘을 모읍시다.

자가진단법

남성진단

요도구분비물로 전립선염관찰

힘찬 소변줄기, 새벽녘 변강쇠마냥 딴딴하게, 용처럼 꿋꿋히 일어선 음경은 건강한 남성의 표현입니다.

그러나 아래와 같은 현상, 증상들이 있다면 전립선과 전립선질병의 합병증들이 있지 않는가를 의심하게 됩니다.

1. 맑고 유백색 혹은 옅은 황색의 찐득찐득한 분비물은 정상적인 색깔이지만 사정시가 아닌 소변, 대변시에 흘러나오거나 덩이가 져서 떨어지거나 요도구에 묻혀 있는 현상.

2. 커피색, 붉은색 분비물은 전립선-정낭염을 의심.

3. 우유빛분비물, 전립선액 혹은 림파액은 신염을 합병한 전립선염을 의심.

4. 농성분비물이 많은 량으로 급하게 요도통증까지 겸했다면 급성요도염, 임질성 요도염을 의심. 농성분비물이 적은 량으로 희석된 량도 적게 통증보다는 좀 간질간질한 소양감은 마이코플라스마, 클라미디아 감염을 의심.

5. 소변이 정상배뇨를 제외하고 이따금 나간다면, 약간 노란색의 투명한 액체일때 전립선비대, 방광무력을 의심.

요도의 분비물은 수시로 관찰하여야 하며 약간의 이상한 분비물이라도 보이면 제때에 확진이 필요합니다. 만성정낭염, 만성전립선염, 비림균성요도염들은 아픔을 심하게 호소하지 않기에 늘 등한하게 처리되어 이미 치료가 쉽지 않는데다 만성까지 그것도 아주 중한 만성을 만들어버리면 치료는 그만큼 어려울수 있기때문입니다. 자가관리가 없이 의사가 뒤따라다니며 검사를 호소할수는 없으니깐.

정자가 불임에 주는 영향

1. 남성불임이 아닌지?

2. 정자는 좋은 데도 임신안됩니다.

3. 액화에 문제가 없는지? 아래와 같은 검사를 해보십시오.

(깨끗한 비닐위에 정액을 배출한 후 이쑤시개로 이리저리 밀어보면 처음에는 미끌미끌거리는 닭알흰자위같이 덩어리를 형성하지만 20~60분이면 백색 물같이 되여버립니다. 만약 60분지나도 점액성이 소실되지 않는다면 전립선질병입니다.)

4. 정자수명이 짧습니다.

(20~60분검사에서는 정자활동률이 좋으나 2시간이 초과하기전에 활동률, 활동성이 하강합니다.)

5. 정액량이 감소됩니다.

성욕과 성기능변화

인간에게 성욕은 식욕 다음가는 강한 본능입니다. 때문에 성생활을 통해 느껴지는 약간의 이상이라도 있게되면 자신을 잃게 되고 정신적인 타격을 받을수 있기때문에 랭정을 잃어서는 않됩니다. 전립선과 전립선합병증은 성기, 성욕, 성기능에 아주 뚜렷한 변화들을 일으키기에 주의하여 살펴본다면 이상을 찾을수 있습니다.

1. 평상시에 갑작스럽게 조루증이 나타납니다.

2. 성욕이 감퇴되고 발기가 약해지며 사정할때 아픕니다.

3. 성기에 힘이 없고 가끔 발기가 되나 곧 시듭니다.

4. 성교시에 힘없는 정액이 흐릅니다.

5. 자극이 없는데도 정액이 천천히 배여나옵니다.

6. 발기부전, 조루, 성기능저하가 함께 나타나며 허리가 시큰거리고 무릎이 약합니다.

7. 성교시 사정을 해도 예전과 같은 쾌감이 느껴지지 않습니다.

8. 꿈속에서 갑자기 통증을 수반하는 몽정을 합니다.

9. 조루가 심하고 때로 정액에 피가 섞여 나옵니다.

10. 음부가 축축하고 땀이 나며 하복부에 동통이 느껴집니다.

11. 음낭과 음경이 차갑게 수축합니다.

12. 정액색깔이 누렇습니다. (누런색갈은 오염이 되어 썩은 상태임.)

13. 마음이 불안하고 매사에 자신심과 의욕이 없고 온몸이 노곤하여 피로가 심하여 우울합니다.

14. 항문주변, 회음부, 요도, 고환부, 하복부, 엉덩이뼈주위, 서혜부 등에 통증이나 불쾌감과 같은 증상들이 나타납니다.

15. 허리가 나른하며 변비가 있습니다.

16. 현기증, 귀울림, 난청, 건망증, 몽정, 불면 등이 있습니다.

17. 등, 엉덩이, 다리에 통증이 있고 때로는 마비가 일어납니다.

18. 하복부가 더부룩하면서 통증이 있고 허리가 시큰거립니다.

19. 밤에 잠을 이루지 못하고 입안이 건조합니다.

20. 고환이 끌어당기는듯 아프고 요통을 수반하며 하복부가 끌어당기는듯 아픕니다.

21. 우울, 불안감이나 심한 스트레스가 있을때 골반근육이나 회음부근육이 발작적으로 수축합니다.

22. 어지럽고 귀울림이 오며 심장이 뛰고 가슴이 답답합니다.

23. 기침이 나오고 허리가 아프며 건망증, 시력감퇴, 불안, 초조 등이 옵니다.

위와 같은 증상을 경험하고 있는 사람은 그 원인을 정력부족이나 나이 탓으로 돌리지 말고 남성만이 소유하고 있는 전립선을 살펴볼 필요가 있습니다.

소변변화

남성이 40대를 넘어 50대로부터는 소변줄기가 예전같지 않다는 느낌을 감수하게 됩니다.

특히 60대에부터는 소변증상이 아주 뚜렷하게 나타나는 분들이 많은데《세월은 속일수 없군!》라고 년령을 한탄하지만 이것이 전립선질병과 관련이 있다는것을 곰곰히 생각하지 못합니다. 아래의 항목을 촘촘히 살펴보며 전립선질병을 점검해 봅시다.

1. 소변보는 회수가 이전보다 뚜렷하게 많습니다.

2. 소변을 보는 시간이 길어지고 소변보기가 고통스럽습니다.

3. 소변이 멀리 나가지 못하고 제자리에서 방울방울 떨어집니다.

4. 소변의 량이 적어지고 팔다리가 잘 붓습니다.

5. 소변을 볼때 통증이 오며 회음부가 부은듯이 느껴집니다.

6. 소변줄기가 약하고 힘이 없습니다.

7. 소변을 다 보았는데도 방울방울 계속 흘러나와 옷이 젖습니다.

8. 밤에 자다가 소변을 보기위해 자주 깹니다.

9. 소변은 마려우나 배뇨를 시작하려면 시간이 오래 걸립니다.

10. 일단 소변이 마려우면 참기가 어렵습니다.

11. 본인의 의지와는 상관없이 소변이 흘러나옵니다.

12. 허리가 시큰거리고 소변이 붉습니다.

13. 배뇨후 고환이 당기고 통증이 있습니다.

14. 성교후 소변에 피가 섞여 나옵니다.

15. 소변에 빨간 피가 섞여 나옵니다.

16. 소변을 급작스럽게 보고 싶어집니다.

17. 소변이 오렌지색이며 배뇨시 요도가 타는듯 합니다.

18. 배뇨시 요도에서 백색의 탁한 물질이 흘러나옵니다.

19. 요도가 막혀 방광이 터질것 같으면서도 소변을 못봅니다.

20. 아침 첫소변을 보기전에도 요도입구에 미량의 고름이 나타나거나 속옷에 묻어 나옵니다.

21. 아침에 소변을 보기도전에 요도입구에 물이나 우유빛의 소변 한방울이 맺혀 있습니다.

22. 소변이 맑지 못하고 실같은 것이 뜹니다.

23. 요도가 가렵고 화끈화끈하는 불쾌감이 있습니다.

24. 소변을 보고난 후에도 시원치않고 또 마렵습니다.

25. 화장실에 가기도전에 소변을 흘립니다.

기타변화

1. 골반합병증—엉덩이, 골반골격, 치골, 하지골격들의 쑤시는 듯한 통증, 무력하기도 하고 차가움도 느끼게 하는 등 전립선통증이 아닌지?

2. 음낭이 조습하고 차가운듯하며 늘 가렵고 심하면 팬티마저 어지럽고 냄새가 나며 피부과 치료로 효과가 없거나 반복

이 많은 피부과 질병들, 심지어는 음낭뿐만 아니라 회음부 대퇴내측으로 광범위하게 피부질병들이 확산되기도 합니다. 이는 전립선염으로 인한 음낭질병들과의 합병증입니다.

3. 여성과 비슷하게 갱년기 증상들이 있거나 심할때

4. 대변이 무력하거나 경한 설사(직장감염의 시작) 혹은 심한 변비(직장감염이 심하여 지는것을 말함), 배변시 힘주기 바쁜감 등으로 직장감염을 의심하나 직장경검사는 증상보다 아주 경하거나 혹은 정상일때, 직장외벽의 감염이기에 직장강안으로의 검사에서는 감염이 심하지 않을수 있습니다.

※   ※

남성만이 가지고 있는 전립선질병으로 겪는 위에서와 같은 고통들은 인간의 생활중에서 많은 비중을 차지하는 배뇨와 성생활, 불임에 커다란 영향을 미치기때문에 매우 심각한 문제이며 보편화되였으며 그 악성 역시 매우 심합니다.

남성인 경우 해외자료에서 보면 가장 빈발하는 암들중 전립선암은 32%, 폐암은 16%, 직장 및 대장암은 12%의 순으로 전립선암이 남성에게 있어서 가장 많이 발생하는것으로 나타납니다.

전립선예방도 할수있고 암예방도 가능하며 악성으로 구해내기 바쁠정도로 되기전에 능히 녹색의학으로 남성을 回歸自然(자연으로 돌아감)할수도 있었는데 기회를 잃었습니다.

위의 증상들을 수시로 읽으며 자신과 결부하여 몇가지 증상에서 이상이 생기면 체크하여 자가관리하고 제때에 전문의를 찾으십시오.

여성 진단

전신증상은 아래와 같은 10개면으로 제기하렵니다.

1. 월경통 – 연령과 관계없이 월경 전후 어느 단계에서든지 월경통이 있는지 확인해야 한다. 월경시작 전 혹은 월경 첫날에 통증이 있다면 자궁유착을 말하고 월경중 통증은 자궁내막의 염증으로 인해 자궁근육층까지 침투되었다는 것을 말한다. 월경말기까지 통증이 계속 지속될 때는 자궁안의 광범위한 유착과 골반염이 있다는 것을 말한다.

월경기간이 5일이상이고 분비물이 검을 경우 염증이 자궁근육층까지 침투되고 하복부 여러 곳에서 유착이 있다는 것을 말한다.

월경초기에 월경색이 검을 경우.

질의 분비물이 투명한 색이 아니고 노란색, 농하고 안좋은 냄새가 날 경우.

월경이 아닌데 질에서 보게 되는 출혈.

2. 얼굴피부의 변화—거칠고 임신부 반점처럼 얼굴에 색소들이 까맣게 엉망이 되여있는가하면 사춘기도 지난 여성들의 얼굴에 《여드름》이 가득 돋혀 피부과, 미용실치료에 열중하여도 효과없이 반복만 되는 여성들.

3. 유선증생—생리가 시작되기 직전이면 유선이 아프고 부풀어나며 주위계선도 똑똑하지 않은 뜬뜬한 종물들이 만져집니다. 이미 유선종양과에서 수차 국부절제수술도 받았고 활체

병리검사도 하여보았는데《유선암》은 아니라고 합니다.

4. 위장에 바람이 찬듯 팽팽하고 또 수분까지 정체되어 여성곡선미커녕 장독처럼 허리가 비만되는 여성들. 다이어트로 곡선미 찾으려 했어도 월경전마다 더욱 심하여만 집니다.

5. 전신냉증, 하지무력으로 혹시 빈혈인가 아니면 심혈관질병으로 오는 혈액순환장애인가 수차의 검진을 받았어도 심혈관, 혈액 계통은 이상이 없다고 합니다. 영양실조라고 보약만 먹어도 도움이 없습니다.

6. 지속되는 변비, 직장경으로도 원인을 찾지 못하거나 약간의 충혈이 있다는데 치료는 안됩니다.

7. 요저부, 골반통으로 척추이상인가, 풍습통인가, 신경통인가 검사를 받으니《경한척추골질증생》이라 합니다. 그 정도의 골질증생은 큰 영향이 없다고 의사도 다른 원인을 찾아주지 않고 이 치료만 계속 정성지극히 하였으나 전혀 효과가 없습니다. 골과 척추도 정상이라고 풍습통치료, 신경통치료를 했어도 근치가 될리 없습니다.

8. 빈뇨로 비뇨기과 검사를 수차했어도 원인이 없으니《방광무력증》이라 합니다. 의사도《점점 시간이 갈수록 증상이 더 할것입니다.》라고 하더니 과연 이젠 바깥출입도 마음대로 할 수 없습니다.

9. 《람미염》이라고 람미절제수술까지 받았는데 《람미염증상》은 여전합니다.

10. 연령과 관계없는 《갱년기양 종합증》갱년기라하여도 이렇게 심할수는 없는 《갱년기 종합증》.

이상의 증상들 중 하나도 둘도 아닌 여러가지 증상들이 함께 나타나며 전신 검사에서 《병적 이상이 없다》 혹은 《아주 경한병》인데 치료효과가 없이 여성들의 신심건강을 위협하고 있으며 여성의 노쇠가 촉진되고 예쁨마저 잃어버리고 있습니다. 그렇다면 이런 전신 증상들은 어떤 질병에서 왔을가요? 정체가 아닌 부과로 그 원인을 찾아 봅시다. 그것은 여성의 내부생식기염증 그중에서도 가장 많이 볼수 있는 《만성골반염》으로 오는 전신 각 계통의 증후군이였습니다.

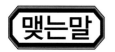
맺는말

　54년의 의사생애 헛되지는 않은 것 같습니다. 연변대학 김만석 교수님의 제안 "일생동안 환자들에게 찾아온 행복 글로 남기십시오. 이 책을 쓰지 않으면 죄인으로 됩니다" 나는 많이 주저했습니다. "죄인"? 나는 다시 다시 이 말 한마디를 상기하였습니다. 환자들이 네이버의 내 블로그를 만들어 자신의 병력을 올립니다. 돌아갈 때 자기의 병력을 모두 써놓고 갑니다. 두 눈에 눈물이 글썽글썽 억지로 참으며 절을 하고 또 하며 직장수지검사로 병을 진단한다고 손가락에 신을 업었다고. 나는 주저하다 큰 결심을 내리고 한국인들의 병력서들을 펼쳐봅니다. 중국길 낯설어 가족이 함께 찾아오던 그들. 포기했던 직업시험에 다시 성공하고 하려던 비행기를 연구하게 되었다는 XXX, 두 세번 장가를 포기하고 사랑하는 여자와 헤어졌는데 치료 후 집도 사고 장가갔다는 소식. 혀내 의학의 판결로 40세까지 장가가지 못했는데 장가가고 첫 딸을 낳았는데 아들 낳을 때까지 계속 낳으려하는 노총각, 12번 시험관 임신시도로 건강을 잃은 여성… 치료 후 돌아가니 "의사가 아닌 신의 치료"라고.

　눈앞에 하나하나 그들의 영상이 줄지어 떠오릅니다. 나는 기쁜 심정으로 "의사의 사명"끝까지 완수해야 하지. 금방 "남성 성건강" "여성 성건강"을 한문, 조문(연변말)으로 편집을 완수하고 일생종결이라 생각했는데 나는 또 계속하여 "환자의 행복, 의사의 사명" 편집을 시작하였고 환자들의 도움으로 빠른 시간내에 완수할 수 있었습니다. 환자들(대부분의 한국환자들의 실제 이름과 주소가 아닌 가명임을 밝힙니다.)에게 인사 올립니다. 편집을 도와준 지주환, 김도균, 이기홍, 최정현, 그 외에도 여러 환자들의 많은 지지와 친필자료들을 보내주어 감사합니다. 교수님에게 인사 올립니다. 처음부터 이 길을 인도한 남편에게 인사 올립니다. 한국 학술정보편집자들에게 인사 올립니다. 너무 빠른 시간내에 출판을 하여 고맙습니다.

많은 남성여성들의 생식기 질병, 전립선과 그 종합증으로 고생하는 여러분들에게 도움이 된다면 고맙겠습니다. 많은 의문과 질문을 기다리겠습니다. 환자의 행복을 위해서라면 방산옥은 의사의 사명을 다할것입니다. 고맙습니다.